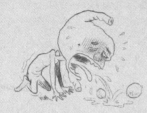

吃饱没，放屁了吗？

叶慧昌 **著** Lemon **插画**

中医小方，日常保健，从这本书开始，关注你的**消化系统**

U0333588

浙江出版联合集团

浙江科学技术出版社

图书在版编目（CIP）数据

吃饱没，放屁了吗？/叶慧昌著. — 杭州：浙江科学
技术出版社，2017.1
　ISBN 978-7-5341-7310-3

　Ⅰ.①吃…　Ⅱ.①叶…　Ⅲ.①消化系统-普及读
物　Ⅳ.①R322.4-49

中国版本图书馆CIP数据核字（2016）第243929号

中文简体字版© 2013年由浙江科学技术出版社发行。
本书经由台湾元气斋出版社独家授权出版，非经书面同意，
不得以任何形式再利用。

著作权合同登记号：图字11-2015-176号

书　　名　吃饱没，放屁了吗？
著　　者　叶慧昌
内页插画　Lemon

出版发行　**浙江科学技术出版社**
　　　　　杭州市体育场路347号　邮政编码：310006
　　　　　办公室电话：0571-85176593
　　　　　销售部电话：0571-85062597　0571-85058048
　　　　　网　址：www.zkpress.com
　　　　　E-mail：zkpress@zkpress.com

排　　版　杭州兴邦电子印务有限公司
印　　刷　杭州广育多莉印刷有限公司

开　　本　880×1230　1/32　　　　印　张　7.75
字　　数　160 000
版　　次　2017年1月第1版　　　　印　次　2017年1月第1次印刷
书　　号　ISBN 978-7-5341-7310-3　定　价　32.00元

责任编辑　王巧玲　仝　林　　　　**责任校对**　马　融
责任美编　金　晖　　　　　　　　**责任印务**　田　文
特约编辑　胡燕飞

自序：保肝固胃，健康满分

——别出心裁，就是要你重视消化系统健康

本书主要介绍了消化系统，除了肝、胆、胃、肠等脏器之外，兼谈其外围相关的器官如口腔、咽喉等的作用与问题，但重点还是最常见、最重要的器官及其可能衍生的疾病，尤其是肝、胃两大器官。前者可发生乙型肝炎、丙型肝炎、药物性肝炎、酒精性肝炎、脂肪肝、肝硬化、肝癌等，足以令人闻肝病而色变。后者因胃肠为一体，故与肠列为同一章，介绍了腹胀、便秘、腹泻、胃食管逆流、消化性溃疡、慢性胃炎、大肠激躁症等时下最常见的肠胃疾病。本书不但从大处着眼，亦从小处着手，介绍中西医相关知识与医法大要，更注重读者的自我保养之道，因此几乎每篇都提到饮食生活的注意事项，目的就在于贴近生活，以符合大多数人的需求。

一般大家都认为医学文章总会晦涩难懂，为了使本书更"平易近人"，我已竭尽所能将其变得浅显易懂，尽量减少教条式的叙述，加入了医案分析，其中除了谈病，也写些患者的生活点滴。

为了达到轻松、活泼、吸引人的目标，我们还特地请插画师绘制了幽默、风趣的漫画，希望读者能确实重视消化系统健康，毕竟消化系统是吸收五谷精微的主体，也是排除渣滓之重镇，必须"有进有出"、顺顺利利，才能真正健康，充满元气。

叶慧昌

前言｜消化系统是健康、活力的关键

什么叫做健康、畅快？简单地说就是：吃得下、睡得香、拉得出，即只要消化系统健康，能吸收，没有肝胆、肠胃疾病，可以睡得香甜，就能够体力充足，精神好。中医一向认为脾土为元气之本，古时还有"补土派"，主张治病养生都应从保持或促进消化系统健康着手。

现代人的饮食营养充足，是不是就意味着已无重视"脾土"或"补土"的必要了呢？其实不然。多年的临床与研究经验发现，生活水平越高、营养越好者，越容易罹患富贵病或慢性病，甚至常感"肚子"不舒服。有些人经常到消化科做检查，却找不到病灶，得不到明确的诊断。事实上这些都是中医所谓"多重脏腑失调"的结果，只要保持饮食均衡、适当，通常都可以逐渐好转，恢复健康。

顾名思义，消化道就是一条负责人体消化、吸收的通道，从口腔、咽喉、胃、肠一直到肛门，其中还有肝、胆分泌消化液，参与整个消化过程，每个部位的作用机制都十分复杂（见下图）。为了让读者充分了解消化系统，明白消化系统的自我保养之道，本书特别从以下几个方面介绍了消化系统的保健：第一章介绍了常见的消化系统症状；第二章介绍了常见的胃肠道疾病及其治疗、保健方法；第三章介绍了常见的肝胆疾病及其治疗、保健方法；第四章再重点介绍了一些保肝固胃的注意事项。希望读者从这本书开始关注自己的消化系统，能够吃得下，睡得香，元气满满每一天。

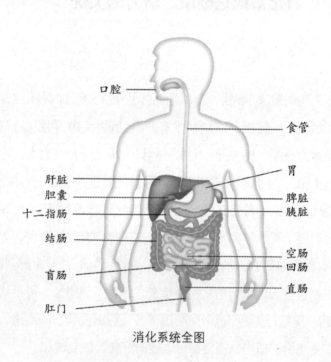

消化系统全图

目录

吃饱没，放屁了吗？

第四章　保肝固胃有诀窍　188

第 一 章

恼人的
消化道症状

人体的消化道起于口腔，经过咽、食管、胃、肠一直到肛门，口腔、胃负责磨碎和初步消化食物，肝、胆负责分泌胆汁、消化脂类，其中，肝脏还负有解毒重任。

这其中的每一个环节都具有特殊功能，也可能产生问题。本章分为 15 小节，细谈生活中容易遇到的一些消化道症状，包括口干舌燥、口腔异味、口腔溃疡疼痛、口水流不止、牙齿酸软、打嗝不止、食欲不振、消化功能障碍与胀气、胃肠神经官能症、腹胀、屁多、

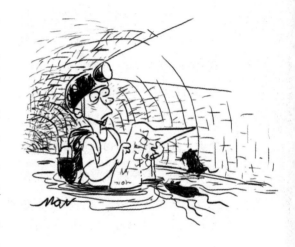

便秘、腹泻、肛门瘙痒，最后再谈慢性肝炎与肝区疼痛等。这些消化道症状虽然看上去不是什么大病，但其实是消化系统给我们发出的警报，一定要引起重视。

有人形容胃是最倒霉的器官，因为不管何种食物进入口腔，也不管这食物是精细的还是粗糙的，更不管是滚烫的还是冰凉的，只要口腔受不了就吞下肚去（很少吐出），结果都由胃部一概承受。有时吃得不恰当，其他部位也会以胀气、溃疡、疼痛、出血来表示抗议。总之，只要吃不下、排不出或感觉疼痛、异常，那就是消化系统出问题了，一定要赶快诊治。

口干舌燥：唾液分泌量少于每天 1500 毫升

据估计，人体每天大约分泌 1500 毫升的唾液，足以装满一个大型饮料瓶。这说起来有点不可思议，而且多数人可能一辈子都想不到，每天滋润自己口腔的唾液竟然有这么多。唾液不仅具有促进食物消化的作用，还能冲洗、消除口腔中残留的渣滓，润湿食物，使其滑顺而易于吞咽。唾液还能保持口腔黏膜湿润，让我们得以畅所欲言而不会口干舌燥。当然，唾液的最大作用还是在于促进食物消化，其所含的大量抗菌酶和免疫球蛋白，还能抑制细菌繁殖，保护牙齿和口腔黏膜免受细菌侵蚀。

如果天气不热，没有做什么激烈运动，也没有吃重口味（过咸或太辛辣）的食物，但仍然觉得口干舌燥，很想喝水或饮料，那很可能就是唾液的分泌出了问题，背后甚至可能潜伏着更大的健康问题，必须抽丝剥茧，找出原因并对症治疗。

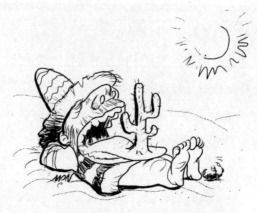

口干舌燥的原因

口干舌燥的原因很多，归纳起来不外乎以下几种：

（1）大部分是因为情绪、压力或失眠影响到自律神经和唾液腺分泌。

（2）如果经常夜里张口呼吸，清晨醒来就会感觉口干得厉害。

（3）贫血患者也常有口干现象，而且常合并舌炎及舌头刺痛、灼热感。

（4）糖尿病患者因唾液腺基底膜发生病变，唾液腺容易阻塞，无法顺利分泌唾液，从而导致口干。

（5）干燥症患者的唾液腺也常会受到侵犯，从而产生口干现象。

（6）头颈部曾经接受放射线治疗的癌症患者，因唾液腺被破坏，唾液的分泌自然减少，也常会感到口干。

（7）其他如 B 族维生素缺乏、酗酒、尿崩症等，也易引起口干、口渴症状。

（8）服用有些西药后也易出现口干舌燥的副作用，例如安眠药、抗组胺药、抗忧郁药、降压药、利尿剂、气管扩张剂等，都可能使唾液的分泌减少。

口干舌燥的中医治疗

阴津不足用益胃汤

中医认为口干舌燥与"胃中津液不足"有关，患者可能合并食欲不振、胃胀、干呕、大便干硬等症状，这种情况可以用益胃汤 ① 加减 ② 来治疗。

阴虚火旺用六味地黄汤合增液汤加减

如果口干咽燥的情况一到晚上就特别严重，伴有虚烦失眠、头晕目眩、盗汗、手心足心发热，则属于"阴虚火旺"，可以用六味地黄汤 ③ 合增液汤 ④ 加减治疗。

日常饮食：常喝水、吃半固体食物

常常口干舌燥的患者，除了就医诊治之外，宜多喝开水或多用清水漱口，以滋润、清洁口腔。偶尔也可以咀嚼无糖口香糖或吃些酸的东西，以刺激唾液分泌。日常饮食可选择半固体食物，尽量小口咀嚼，避免吞咽困难。

---

① 益胃汤：中医方剂名，为治燥剂，具有养阴益胃之功效，由沙参、麦冬、冰糖、细生地、玉竹组成。

② 加减：指中医治疗依据辩证选择相应的方剂，在基础方药上根据具体情况，适当加上或减少几味药来进行辨证施治。下同。

③ 六味地黄汤：中医方剂名，具有滋阴补肾、抗衰老之功效，由熟地、山茱萸肉、丹皮、泽泻、山药、茯苓组成。

④ 增液汤：中医方剂名，具有增液润燥之功效，由玄参、麦冬（连心）、细生地组成。

嘴巴破怎么办?

在口干舌燥的情况下,有时吃东西也会感觉怪怪的,有点痛,照镜子一看才发现是嘴角或嘴唇内破了一个小口,但补充维生素 C 及 B 族维生素、喝青草茶或到药房买进口软膏涂抹都没有明显效用,这就是俗称的嘴巴破、火气大。这时该怎么办呢?

其实嘴巴破的最主要原因是晚睡、睡眠不足或过度疲劳,由免疫力降低而引起。此时自己就是最好的医生,可以试试下面的方法:

调整作息

最好的解决之道就是充分休息、常运动。每天尽量睡 30 ～ 40 分钟的午觉,晚上尽量在十点左右就寝。此外,三餐都吃点水果,每天早晚做 5 分钟体操等可促进伤口愈合。

小口喝果汁

如果是过劳、体力透支引起的嘴巴破,不妨在每次饭后吃一个猕猴桃。因为猕猴桃的维生素 C 含量比柠檬、柳橙还要高,有助于伤口愈合。也可小口啜饮新鲜红葡萄汁(一天 2000 毫升以上),因为葡萄汁能滋补血液、增强体力,而小口啜饮可以让红葡萄汁混合较多唾液,一起吞下肚,有助于滋润五脏六腑,同时有效消除火气,使嘴巴破的情形逐渐好转。

口腔异味：社交活动的大敌

口腔异味就是俗称的口臭，指嘴里发出难闻的气味，通常清晨起床、食用荤腥后，或感冒、火气大时较容易出现。但有些人因为阴虚火旺、肺胃积热或身体健康状况有变，口气经常不好，必须随时与人保持距离，往往有说不出的痛苦，大大影响人际关系。

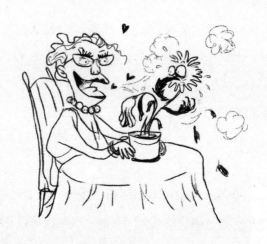

▶ 医案选读

张老师教学认真负责，每天要上好几堂课，经常为口干舌燥、咽喉干痛所苦。他为人幽默风趣，下课后难免要与同事、学生天南地北地聊一阵子，以致口腔、咽喉的不适一直无法有效改善。有一天，他太太忽然陪着他一起来求诊，让我感到很惊讶，因为虽然张太太是我的长期患者，但张先生从没有来就诊过。

张太太说张老师不仅时常咽喉干痛、鼻塞，还有口臭，她怀疑是吸烟过量（每天半包）所致。"亏他还为人师表，我每天唠叨、规劝他不要吸烟，但他就是不听，真是个坏榜样。何况他晚上睡觉还打呼，我每天受此困扰，真的是苦不堪言。"张太太好像要一解多年怨气似的，数落不停。

其实患者自己对于这种情况应该也心知肚明，也感到痛苦，周遭的同事和学生应该都知道，只是大家不方便说而已。当然朝夕相处的枕边人更感苦恼。

经过诊断之后，我告诉他们这由肺胃热盛所致，除了开辛夷清肺饮①及甘露饮②加减方让患者服用之外，也叮嘱张老师要尽量避免食用辛辣、刺激的东西，包括烟、酒在内。偶尔与朋友小酌尚可，但吸烟百害而无一利，最好戒掉。

张太太听了我的诊治之道后大表赞同，不过看到张老师那欲言又止的表情，我还是有点怀疑他是不是真有戒烟的决心。

口臭的原因

诱发口腔异味的原因不外乎口腔过于干燥或其他因素两种。前者如睡觉时唾液分泌减少，尤其习惯张口呼吸，导致唾液蒸发；

---

① 辛夷清肺饮：中医方剂名，具有清肺通窍之功效，由辛夷、黄芩、山栀、麦门冬、百合、石膏、知母、甘草、枇杷叶、升麻组成。
② 甘露饮：中药制剂，以熟地黄、生地黄、甘草等为主要原料制成，主要用于治疗口臭喉疮、胸闷气短、大便不调、小便黄涩等症。组方不同，治疗侧重各异。

年纪大的人 B 族维生素分泌减少；服用某些药物也会导致唾液分泌减少。如果 B 族维生素分泌不足，口腔的自净作用减弱，口腔内细菌会发酵食物残渣，异味就会产生。若因此造成蛀牙、牙周病、口舌生疮等，更易出现口臭症状。

在全身性因素方面，酒精(饮酒过量时)会引起肠内微生物变性，特殊食物代谢后也会产生具有臭味的气体。另外，呼吸系统疾病(如感冒、肺脓疡、鼻窦炎等)、消化系统问题(如胃炎、消化不良等)，均可能导致口臭。至于糖尿患者或肝、肾有问题者，口腔也常有一股特殊的味道。

不论原因属于生理性还是病理性，局部还是全身，复杂还是简易，口臭都必须尽快诊治，才能有效改善。

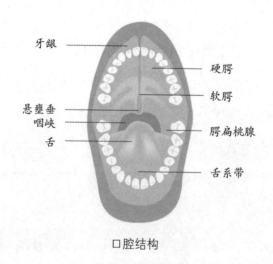

口腔结构

中医辨证与治疗

中医在诊治口腔异味方面早有经验，例如东汉张仲景在《伤寒杂病论》中以"干噫食臭"形容，隋朝巢元方在《诸病源候论》中即明确提到"口臭"一词。《灵枢·脉度》篇则详述病因与辨证，认为"脾气通于口"，"脾开窍于口"。口是摄入饮食的门户、气体出入的通道，是十二经脉循行的要冲，因此口腔气味异常可以说是脏腑病变的外在反映。

口腔异味在辨证论治方面主要分为三类：

（1）胃热上蒸：以口渴喜冷饮、口舌生疮、便秘、小便色黄为主症，类似于口腔局部发炎反应，由于血管扩张、血流变慢且供氧不足，口腔黏膜的抵抗力下降，细菌活动随之增加。一般可用清胃散① 治疗，若便秘明显则用凉膈散②。

（2）肠胃食积：由食伤导致腹胀、臭酸腐味上逆所致，即由饮食不慎或消化功能失常，食物的排空速度缓慢，在肠胃中发酵败坏所致。患者通常可见舌苔垢腻，治疗可用保和丸③ 消导和胃，或用枳实导滞丸④ 促进胃肠蠕动，同时消炎杀菌、通便。

---

① 清胃散：中医方剂名，为清热剂，具有清脏腑热、清胃凉血之功效，由升麻、黄连、当归、生地、丹皮组成。
② 凉膈散：中医方剂名，为清热剂，具有清热解毒、泻火解毒、清上泄下之功效，由芒硝、大黄、栀子、连翘、黄芩、甘草、薄荷、竹叶组成。
③ 保和丸：中成药名，为消食剂，具有消食、导滞、和胃之功效。
④ 枳实导滞丸：中成药名，为消食剂，具有消积导滞、清利湿热之功效，由枳实（炒）、大黄、黄连（姜汁炙）、黄芩、六神曲（炒）、白术（炒）、茯苓、泽泻组成。

（3）痰热壅肺：主要由呼吸道发炎、感染造成，多以咳唾腥臭痰、胸满胸痛为主症。治疗可用泻白散①加味②祛痰，清除呼吸道炎症；若感染较严重，可用千金苇茎汤③加味。

饮食注意事项

除了药物治疗之外，还须注意饮食与个人口腔卫生，少吃异味食物如臭豆腐、大蒜、葱、韭菜等，更应避免吸烟与过量饮酒。为了保持口腔内有适当水分，应该经常喝点水或嚼不含糖的口香糖，会有一定帮助。

---

① 泻白散：中医方剂名，为清热剂，具有清脏腑热、清泻肺热、止咳平喘之功效，由桑白皮、地骨皮、粳米、甘草组成。
② 加味：指在原方的基础上增加一些药物。下同。
③ 千金苇茎汤：中医方剂名，为清热剂，具有清脏腑热、清肺化痰、逐瘀排脓之功效，由苇茎、瓜瓣、薏苡仁、桃仁组成。

口腔溃疡：说不出口的痛

几乎每个人都有口腔溃疡的经验。口腔溃疡从外观上看只是一点小伤口，却会让人浑身不自在，轻轻一碰就难受不已，让人既无法畅所欲言，也不能吃香喝辣，就连刷牙、漱口都得小心翼翼，尽量避免碰到溃疡处。

▷ 医案选读

刘伯伯是我的一位老病人，以前只要身体不舒服，不管是咳嗽、感冒或筋骨酸痛，都习惯到我所在的中医内科找我诊治。

两个多月前的某个星期五，刘伯伯再度走入诊间，用手指指口腔说，前几天夜里在半睡半醒间，不知何故"牙齿与舌头打架"，牙齿把舌头咬破了，第二天吃到自己最喜欢的辣味，痛得眼泪都掉了下来。后来发现溃疡处发炎肿胀，一发不可收拾，连喉咙都感觉又肿又痛。

我仔细检查，发现溃疡面呈凹陷状，边缘高起，色暗红，表面有乳白色附着物；咽峡及咽后壁色暗红，有散在的点状突起，兼见少许黄色分泌物，两侧扁桃腺也有肿大；下颌及耳下还可摸到三颗肿大的淋巴结。由于刘伯伯自述时常便秘，此为明显的肠胃积热证，于是处以凉膈散及清胃散加减治疗。

之后就没有看到刘伯伯来复诊，隔了一阵子才来看感冒，问他："上回口腔溃疡的疗效如何？"他说服了一周的药之后，就好了七八成，因为担心浪费健保资源，不好意思常来看。他严以律己、宽以待人的精神令我印象深刻，现在看病拿药还想到不要浪费健保资源的人已经很少了。

免疫功能下降就易口腔溃疡

口腔溃疡可发生于口腔各个部位，如上腭、舌头、牙龈、颊部及口唇黏膜等处，通常会同时出现一处或数处。症状初起时多在患部黏膜处出现红肿、隆起，大约过一天即破溃，形成圆形或椭圆形的直径为 $0.2 \sim 0.5cm$ 的溃疡，底部还有坏死组织形成的黄白色假膜，边缘的黏膜则呈现充血、水肿状。一般 $7 \sim 10$ 天即可痊愈，但免疫力不足时很容易复发，"旧的不去，新的已来"，让人非常难受。

口腔溃疡患者的年龄层分布相当广，从小孩到老人都无法完全避免，但一般好发于青壮年，女性居多，男女比例约为 2：3。

口腔溃疡的病因很复杂，主要由家族遗传或病毒感染引发，尤其是血液里若潜伏有 EB 病毒或人类巨细胞病毒，一旦免疫功能下降，病毒就会被激化、活化。因此应该尽量避免睡眠不足、劳累、精神紧张、偏食、消化不良或便秘，以免诱发。服用药物、局部放射治疗或女性月经来临前亦容易发作。当然最直接而常见的原因是吃东西时不慎咬伤口腔黏膜。

中西医治疗各有所长

中西医治疗口腔溃疡的方法可以说是殊途而同归。

西医治疗

通常西医均以涂抹药膏为主，有的制品因含有水杨酸（涂抹时有辣、痛之感），可以直接烧灼敏感的微细神经，具有止痛效果；有的含有类固醇，直接覆盖在溃疡部位，可以促进黏膜生长、减轻疼痛。缺点是容易造成附近黏膜粘连，有些患者对类固醇也可能心生恐惧。

如果溃疡严重，则给予少许冰醋酸溶剂，以烧灼溃疡处、减少伤口疼痛，还可以促进黏膜表皮增生，加速溃疡愈合。

中医治疗

中医通常先辨证论治，将口腔溃疡分成四种类型，再以内服外敷法治疗。

（1）心火上炎：多因劳心伤神、休息不够而引起，溃疡常发生于舌尖，易有口渴、心烦、失眠、小便短赤等症状，可用导赤散①加减治疗。

（2）阴虚火旺：多因劳累、熬夜、睡眠不佳而引起，溃疡常发生于舌根，疼痛昼轻夜重，易有口干咽干、手脚心发热、盗汗等

---

① 导赤散，中医方剂名，为清热剂，具有清脏腑热、清心养阴、利水通淋之功效，由木通、生地黄、生甘草梢、竹叶组成。

症状，可用知柏地黄丸①加减来治疗。

（3）脾胃湿热：多因过食辛辣刺激、烟酒或烧烤煎炸的食物而引起，溃疡常发生于口、唇、舌及齿龈等处，易有口渴喜凉饮、口臭、腹胀、大便秘结、小便黄赤等症状，可用凉膈散加减来治疗。

（4）脾气虚弱：多因免疫功能欠佳而引起，溃疡反复发作，患部色淡，疼痛较轻，易有身体疲倦、胃胀、食欲不振、大便拉稀等症状，可用黄芪建中汤②加减来治疗。

外敷法

中医外治法通常将吹喉散③喷入患部，以清热解毒、消肿止痛。

此外，患者宜保持心情舒畅，避免熬夜，少吃烤、炸、辛辣刺激物，饮食以清淡、细软为宜，不妨多吃些清淡、新鲜的蔬菜水果。溃疡严重者可改吃半流质饮食，饭后再用淡盐水漱口，以清洁口腔。万一经过3周以上仍未愈合，或口腔黏膜出现白斑，则必须提高警惕，这可能是口腔癌的前兆，必须积极就医诊治。

---

① 知柏地黄丸：中成药名，用于阴虚火旺，潮热盗汗，口干咽痛，耳鸣遗精，小便短赤。由知母、熟地黄、黄柏、山茱萸（制）、山药、牡丹皮、茯苓、泽泻组成。
② 黄芪建中汤：中医方剂名，具有温中补虚、缓急止痛之功效，由黄芪、桂枝、生姜、芍药、炙甘草、大枣、饴糖等组成。
③ 吹喉散：中医方剂名，具有清热解毒、利咽消肿之功效。

口水流不止：流口水可不是小孩的专利

口水即唾液，主要由舌下唾液腺产生，具有协助分解糖类、利于吞咽、洗净口腔、保护黏膜、溶解细菌、防止口臭等多重功用。历代养生家甚至将吞津咽唾（回津）之术作为防老祛病的方法。

正常人每天分泌唾液的量和尿液相似，为 1000～1500 毫升，即使没有食物的刺激，正常人每分钟仍能分泌 0.5 毫升，即使睡眠时仍会出现少量唾液，以润滑口腔黏膜，并保护牙齿。

《素问·宣明五气篇》说："五脏化液，心为汗，肺为涕，肝为泪，脾为涎，肾为唾。"涎和唾指的就是口腔内的唾液，两者的差别在于涎为口水，比较淡，有润泽口腔的作用，往往是不由自主地流出来的；而唾比较黏稠，从舌根分泌出来，主要用于帮助消化食物。所谓"唾弃"，就是往地上吐唾沫，本来唾液是人体很珍贵的津液，如今将其吐在地上，表示不以为然或看不起某人之意。

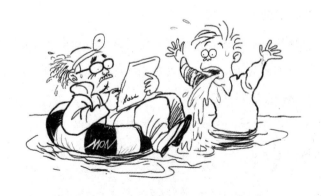

吃饱没，放屁了吗？

流口水可不是小孩的专利。王伯伯已经70多岁了，晚上睡觉还是经常流口水，而且已经有好几年的历史。他的枕头套要是三天不洗，就显得又脏又臭，留下的口水污渍也很难洗掉。但他已经习以为常，不认为这是什么毛病，也不曾看过医生。直到有一次来看感冒，我在无意间发现他的嘴角及脸颊处出现了疑似皮肤过敏或毛囊发炎的红色小疹子，有些皮肤则变得比较粗糙。但患者并不在意，认为年纪都那么大了，皮肤比较粗糙很正常，我则相当存疑。

通过把脉发现，王伯伯的左关特别沉弱，显示脾胃功能欠佳。不过老人家说他平常胃口就不太好，一餐吃半碗多一点就饱了，而且因为年纪大、体力不好，很容易感冒。其实真正的原因是脾胃虚寒，影响到正常的消化吸收能力，营养相对不足，加上阳气减弱，肺气不足，抵抗力跟着下降，当然容易罹患感冒。此外，他还有头晕、腰酸、脚后跟疼痛等症状，显然还有肾虚。斟酌再三，我给他开了以理中汤为主的加减方，希望温中以强化肠胃机能，温散其中的寒湿，以减少口水的分泌量，预防溢出。这类温药还能强化肺部机能，降低罹患感冒的频率。

理中汤的组成很简单，方中有能增强元气的党参、健脾燥湿的白术、温中散寒的干姜，以及调和诸药的甘草。当然，酌加些补肾药还是必要的。

此外，我还叮咛王伯伯尽量避免喝冰冷之物，建议平常多吃栗子和红枣，前者（栗子）补肾，而后者（红枣）补脾，两者对其都很有益。

口水不自觉外流的几种原因

传统习俗在婴儿 4 个月大时，长辈们会以绳子串着饼干挂在婴儿脖子上，请亲朋好友分食，每个人取一片饼干就说一句祝福的话，称为"收涎"。吉祥话大多以不再流口水为主，例如"收涎收离离，明年召小弟"等等。实际上这只是一种仪式，我认为目的是让家族内的长辈或邻居知道家里多了一个宝贝，但无法真正改善婴儿流口水，嘴巴、胸前湿答答的状况。因为大多数婴儿从 4 个月开始，口水量都会开始增多，到 6 ～ 7 个月大、开始长牙时更厉害，家长们一定要注意防护，避免出现皮肤发红、出疹子的情况。

婴儿 4 ～ 7 个月要收涎

一般而言，4 ～ 7 个月大的婴儿流口水为正常现象，如果超过 2 岁仍然口水流得很厉害，以致口唇、下巴，甚至脖子、胸前随时都湿漉漉的，那就要留意了。流口水时间长了可能造成皮肤潮湿、起疹、糜烂、异味，严重者甚至会引发霉菌感染。这时候应该注意小孩是否嘴巴不常闭合，是否有咬合不正、口腔运动功能障碍等问题。

有些口腔疾病如口腔炎、口腔溃疡和咽炎患者，由于口腔及咽部疼痛，不敢把口水咽下去，也会导致口水不断往外流。少部分脑炎后遗症患者由于面部神经功能失常，也可能无法有效控制口水外流。此外，呆小病等神经系统或内分泌系统疾病患者，亦易因唾液分泌与吞咽功能失调而流口水。

大人可能吞咽功能失常

一般人睡觉时流口水，主要是由姿势不当或睡得太熟、嘴巴不自主张开所致，例如上班族午休时趴在桌子上睡，或侧卧时嘴巴张开等等。如果发现睡觉时经常口水外流，枕巾呈淡黄色、有臭味，就应留意身体有无异常。有时口腔卫生状况不良、口内炎症等也可能增加唾液的分泌量，如果枕巾呈淡褐色，表示牙龈有少量出血。此外，齿列不整或咬合不正、畸形也是睡觉时流口水的可能原因之一。最典型的是中风患者，由于吞咽功能失常，不仅易流口水，而且喝水时也会呛到并往外流水。其他如神经官能症或自律神经紊乱等全身性疾病患者，睡觉时亦可能出现副交感神经异常兴奋，引起唾液分泌增加而外流。

中药用理中汤等加减治疗

"流涎唾者非虚即热"，中医认为，脾主肌肉而开窍于口，成年人睡觉流口水多与脾虚有关。因为脾虚者肌肉弹力差且容易松弛，因此睡着后常会不自觉张口，以致口水外流。

脾虚往往与饮食失调、劳逸失度或久病体虚有关，患者常感腹胀、食欲不振、倦怠乏力或出现大便拉稀等症状。此证可用理中汤[1]加减治疗。

至于年纪大或久病引起的肾虚，其症状除了口水多、嘴里有咸

---

[1] 理中汤：中医方剂，由人参、白术、炙甘草、干姜等组成。治疗脾胃虚寒证，自利不渴，呕吐腹痛，腹满不食等。

味之外，往往还有头昏目眩、心悸气短等症状，可用干地黄汤①加减来治疗。

如果口水较黏，口中发苦，甚至舌痛、口腔溃疡，则系脾胃热之故，可用清胃散加减来治疗。

宜养成良好的饮食及清洁习惯

除了中药治疗之外，患者也宜养成良好的饮食习惯，如少吃冰冷食物，饭后不要立即就寝，晚餐不要吃得过多，不吃太油腻、不易消化的食物。同时养成饭后漱口、睡前刷牙的习惯，以减少口腔发炎的概率。此外还要注意睡前不宜做剧烈运动或过度用脑，以防副交感神经兴奋而使唾液过度分泌。更要注意腹部保暖，避免小孩睡觉时踢被子，否则可能诱发受凉、拉肚子、感冒等。

---

① 干地黄汤：主治肾虚多唾，由熟干地黄、鹿茸、巴戟天、枸杞子、丹参、五加皮、车前子、桂（去粗皮）、防风组成。

牙齿酸软：美食当前，"食"在无奈

牙齿酸软无力的情况很普遍，严重时连刷牙、吃东西都难以忍受，看着美食当前却无福消受，"食"在无奈。

脾肾气虚最常见

就病理上言，牙齿酸软主要是因为齿颈部裸露，也就是牙齿与牙龈交接处的珐琅质磨损，失去了保护作用。诱发原因很多，与牙刷刷毛太粗太硬、刷牙方式不对或力道过猛等都有关系。一般都在刷牙或吃东西时，因刺激到敏感部位的神经而有酸软感，事实上该处的牙齿并没有软化。

中医认为齿是"骨之余"，而肾主骨，加上"肠胃之脉络于齿龈"，故牙齿、牙龈和肾、肠胃密切相关。《日华子诸家本草》中早就有关于"齿楚"，即牙齿接触酸味的感觉的记载。这种牙齿与牙龈接合处"根基不稳"的酸软现象，主要由"脾肾气虚"引起，常见于中老年人。因为脾肾虚弱，齿失营养，故酸弱无力，不管吃到冷的还是热的食物均不舒服，甚至咀嚼无力。所以应从改善脾肾气虚着手。

常嚼食核桃仁可保固肠胃与牙齿

中医认为牙齿酸软为体质异常、脾肾虚弱的反映，治本之道分为减轻症状、健脾补肾两方面。日常可取核桃仁细嚼以减轻症状，或服用青娥丸 ① 加减改善。

少数青壮年因为"风冷外客"致牙齿酸弱，且遇冷见风加重，齿间常有风吹感，喜食热物而厌恶冷食，可服用麻黄附子细辛汤 ② 加减来温经散寒。

当然日常的保养、防范更加重要。齿颈磨损非一朝一夕之故，患者应改变刷牙方式，尤其是侧排牙齿应改为由上向下刷，并改用去敏感性牙膏。万一已经磨耗严重，甚至出现牙洞，就必须请牙医师填补；若严重到牙神经裸露、坏死，就必须抽神经。

牙齿是人体接受食物的第一道闸门，负有咀嚼的重任，如果牙齿酸软无力，无法充分执行功能，久而久之，那些咀嚼不全的食物就会对消化道产生不良刺激，加重胃肠负担，形成胃肠道病变。根据日本学者的调查，胃癌患者的牙齿疾病发生率比正常人高出一倍，可见牙齿保健与维护有多么重要，绝对不可等闲视之。

---

① 青娥丸：中成药名，可补肾强腰，适用于肾虚腰痛，起坐不利，膝软乏力等。
② 麻黄附子细辛汤：中医方剂名，为解表剂，具有扶正解表、温经解表之功效，由麻黄、附子、细辛组成。

打嗝不止：小心可能是疾病警报

每个人都有打嗝的经验，孩童较成年人常见，婴儿更容易发生，甚至胎儿在母体内也会打嗝。截至目前为止，持续打嗝的吉尼斯世界纪录为60年，纪录保持者是一位美国人，奇特的是无论当地医师怎么诊治都无法好转，也查不出病因。

打嗝过久除了让人感觉不舒服之外，还可能干扰正常饮食，严重者会脱水、营养不良，因而出现体重下降、睡眠障碍甚至造成伤口爆裂等问题。尤其值得注意的是，持续打嗝还可能是某些疾病的先兆。

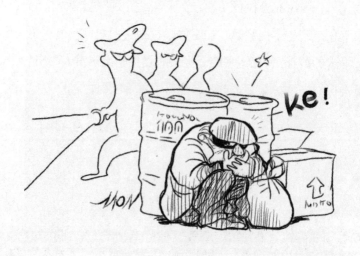

▶ 医案选读

　　小李一开始是来看痔疮，因为疗效不错，后来感冒、胃痛、腹泻等都来看诊、服用中药。有一天他告诉我他老婆的"沉疴"很让人困扰，那就是很容易打嗝。例如她不敢说笑话，否则大笑之后一定会开始打嗝；也不能大快朵颐，因为吃太饱也会打嗝，甚至吃到外头餐馆添加的调味料都会打嗝。有时甚至会毫无来由便发作起来。

　　他说只要老婆的打嗝发作，麻烦就来了。她先是捶胸顿足，坐立难安；随后则努力憋气，状甚凄惨。听说"惊吓法"有效，老婆就要小李冷不防从后面吓她，问题是心里已早有防备，效果一定不佳。小李怕她一口气上不来昏过去，听说精神医学上有所谓"过度换气综合证"，他便如法炮制，赶紧准备纸袋让她罩住口鼻深呼吸，同时准备糖或面包屑，以备不时之需，可以说所有想得到的偏方、验方都用上了。折腾了半天终于止住打嗝，老婆竟然说："其实只要坐在沙发上，什么也不做，打嗝的症状还是会自动消失。"实在让人觉得困扰。因此决定带她来看诊，希望能治好。

　　小李太太到门诊时并没有打嗝。把脉发现脉象弦细、重按无力，患者自述胃有点胀，胁肋也有点闷，若吃太饱或吃到甜食就会有泛酸。

吃饱没，放屁了吗？

我诊断为"胃虚痰阻气逆"，决定以旋覆代赭汤 ① 合乌贝散 ② 加减治疗。过一个礼拜后回诊，小李说服药那几天都没有发作。患者表示左耳有闷塞感，我检查发现主要是外耳道的耳垢积存太多之故，要小李回家帮太太服务一下，小心清理即可好转。

说也奇怪，从此之后不管听到什么笑话或怎么大吃大喝，小李的太太都很少打嗝不止了。

打嗝与嗳气不同

根据统计，打嗝不停者以男性居多，女性则以心理因素引起的较为常见，而且往往睡着后打嗝也跟着停止，醒来后又继续打。

打嗝在医学上称为"膈肌痉挛"，主要是因迷走神经和膈神经受到刺激，反射到膈肌和呼吸肌上，因而出现不自主、连续性或间歇性痉挛收缩。空气突然被吸入呼吸道之后，两条声带之间的裂隙骤然缩窄，因而产生"呃、呃"的奇怪声音。如果是在饱餐一顿后才打饱嗝，那就是"嗳气"，两者不能混为一谈。

打嗝的"呃"声或疏或密，有的隔几分钟或半小时才呃一声，有的则连续呃七八声才暂停。发作后，有的持续几分钟就会自动消失，有些则持续好几天、好几星期、好几个月，甚至没完没了。

---

① 旋覆代赭汤：中医方剂名，为理气剂，具有降逆化痰、益气和胃之功效，由旋覆花、半夏、甘草、人参、代赭石、生姜、大枣组成。
② 乌贝散：中成药名，为止血剂，具有制酸止痛、收敛止血之功效，用于肝胃不和所致的胃脘疼痛、泛吐酸水、嘈杂似饥。

慢性打嗝可能是疾病警报

多数的打嗝都急性而短暂，例如吃太多、喝太多而胃胀，刺激了横膈膜，或吃了太热、太冰或刺激性的食物，情绪上的突然反应，都易诱发自然生理现象，睡着以后会自动停止，无需过度担心。打嗝中枢就在脑干附近，有的人甚至只要闻到不好的味道也会打嗝。

一般而言，慢性打嗝很可能是疾病警报，因为不管什么病症，只要刺激到横膈膜或其控制的相关神经，都会引起打嗝。例如：①中枢神经的问题：大脑长瘤或受到感染，或中风压迫到脑干。②耳鼻喉问题：如外耳道异物。③胸腔问题：如心脏病、肋膜炎、肺炎等。④胃肠问题：如胃胀气，胃、食管肿瘤，胃、食管逆流，消化性溃疡等。⑤腹腔问题：如肝炎、怀孕等。⑥全身性问题：如尿毒症、代谢性疾病，或服用镇定剂、类固醇等药物。⑦精神问题：包括焦虑症、忧郁症等。

中医须区分胃寒、胃火再治疗

西医的治疗通常是给予制酸剂、消胀气胃药、肌肉松弛剂、抗癫痫药或镇定剂。比较严重的，可能需要施行横膈神经阻断。

中医认为胃气以降为顺，如果不降反而上逆，就会因胃气不和而引发打嗝。而胃失和降的原因，最常见的是饮食不节，如过食生冷，则成胃寒证，出现胃胀气，并遇寒加重，得热则减；如过食辛辣、烤炸或补药，便成胃火证，常见口臭烦渴、喜冷饮、容易饥饿等症状。

胃寒可用丁香散①加减来治疗；过食辛辣所致的胃火证，可用竹叶石膏汤②加减来治疗。

恼怒、抑郁、忧伤等精神因素也会伤及胃气，患者多有胸胁胀闷，并因情绪波动而诱发，形成痰阻气逆证，可用旋覆代赭汤加减来治疗。

如因重病、久病之后耗伤胃气，出现脸色苍白、手脚冰冷、食欲减退、呃声低沉无力等症状，则为脾胃阳虚证，可用附子理中汤③加减来治疗。

如果口干咽燥、大便干结、呃声急促，则为胃阴不足证，可用益胃汤加减来治疗。

也可尝试民间疗法

许多古老的民间疗法都值得一试。因为打嗝是一种神经反射，只要能接受突如其来的新刺激，分散原来的注意力，使横膈膜突然收缩，打嗝的反射过程就可能中断，例如暂时停止呼吸法、多喝水、大口吞饭、按压眼球、吓人法等。此外，以纸袋套住口鼻呼吸，增加二氧化碳的浓度，亦有调节神经系统的作用。按压内

---

① 丁香散：中医方剂名，主治虚劳，冷气攻心腹疼痛，由丁香、当归、赤芍药、厚朴、青橘皮、木香、桂心、人参、桃仁、川椒组成。
② 竹叶石膏汤：中医方剂名，为清热剂，具有清气分热、清热生津、益气和胃之功效，由竹叶、石膏、人参、麦冬、半夏、甘草、粳米组成。
③ 附子理中汤：中医方剂名，主治五脏中寒、口噤、四肢强直、失音不语，由大附子、人参、干姜、甘草、白术组成。

关穴（手腕第一腕横纹后三指，手臂中央两筋之间）也有一定的效果。

患者不宜暴饮暴食、狼吞虎咽，不可吃太冷、太热或酸辣等刺激性食物，避免牛奶等甜的流质，并减少烟酒、茶、咖啡等的摄入，避免情绪突然起伏等。若有持续而顽固性的打嗝，务必尽早就医找出病因。俗话说"行船怕侧，病人怕呃"，这可不是空穴来风，切莫大意。

食欲不振：茶不思，饭不想，试试中药

天气闷热、疲劳过度往往会让人吃不下饭；焦虑紧张、心情不好也会让人茶不思，饭不想。但这些都是短暂的，事情总会过去。要是长期食欲不振，不仅可能造成营养不良，更可能是健康警报。

找出原因并分四型治疗

食欲不振的原因很多，从最单纯的感冒到致命的癌症，包括病毒、细菌感染，胃肠道阻塞，各种器官机能失调，心、肺、肝或肾衰竭导致代谢废物无法排除，食物的进出通道受阻等，都可能引起食欲减退，让人吃不下或没有胃口。

当然药物的副作用也不能忽视，感冒药、抗生素、止痛剂以及许多慢性病处方，都可能是导致食欲不振的罪魁祸首。

《灵枢·脉度》说："脾气通于口，脾和，则口能知五谷矣。"说明必须脾胃之气调和才能知饥纳谷，食而知味。因此通常将食欲不振分成五型加以治疗：

（1）饮食所伤：多因饮食不节，过食油腻或刺激物，引起肠胃不堪负荷，以致厌食、嗳腐吞酸、脘腹饱胀、大便臭秽。可用保和丸加减来治疗。

（2）肝气犯胃：生气、焦虑、郁闷等情绪因素使人不思饮食、

呃逆嗳气、胸胁胀闷。可用四逆散加减来治疗。

（3）脾胃湿热：多因吃进太多不易消化的食物而致，如果天气潮湿闷热则更易恶化，以致呕恶厌食、脘腹痞闷、疲乏倦怠、大便溏稀。可用三仁汤①加减来治疗。

（4）胃阴不足：过食香燥食物或长期感染发热之后，可出现口干唇红，不喜进食，皮肤干燥缺乏光泽，大便干硬如羊屎。可用益胃汤加减来治疗。

（5）脾胃虚弱：因先天不足或久病耗伤而致饮食不思、食后腹胀、面色萎黄、身体疲倦、大便溏稀甚至夹有许多食物残渣。可用异功散②加减来治疗。

食欲不振是生理反应的表象，只有找到背后潜藏的原因并适时配合中药调理才能改善。如果40岁以上而有不明原因的长期顽固性厌食，伴随体重减轻，就必须怀疑肿瘤等疾病的可能性，应赶快去求医诊治。

---

① 三仁汤：中医方剂名，为祛湿剂，具有宣畅气机、清利湿热之功效，由杏仁、半夏、飞滑石、生薏苡仁、白通草、白蔻仁、竹叶、厚朴组成。
② 异功散：中医方剂名，具有益气补中、理气健脾之功效，由人参、茯苓、白术、陈皮、甘草组成。

消化功能障碍：满腹怨气

　　根据统计，肠胃科门诊患者中有将近七成发生的是功能性障碍，只有三成发生的是器质性病变。若经过检查发现肠胃不舒服是由器官病变引起的，例如肠胃溃疡、发炎甚至癌症，就属于器质性病变；如身体各器官都很正常，但还是觉得不舒服，那就应该属于功能性肠胃障碍了。

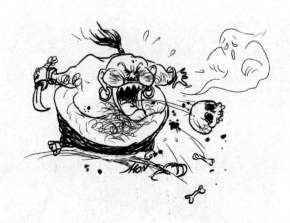

主要由肠胃运动失调引起

　　许多消化道症状都与肠胃运动失调有关，而且很容易受到精神压力及情绪的影响，例如俗称梅核气的"咽喉异物感"，嗳气频频的"空气咽下症"，以及常感恶心、吃不下的"神经性食欲不振"，右胁下闷胀的"胆道运动失调"，还有腹泻、便秘或两者交替出现的"大肠激躁症",腹部胀气、闷痛的"发作性腹部膨满症"等。

每个人的饮食习惯不同,肠内的酸碱度、菌种生态也不同,其运动功能当然会受到影响,最常见的肠胃运动失调就是胀气、蠕动不良或腹泻。通常吃了较多容易产气的食物或生病服药,如服用抗生素、感冒药以后,也易破坏肠道内的菌种生态,引起胀气。当肠子蠕动不好或便秘时,食物的发酵时间就会加长,肠气也因而增多。此外,胃酸过多时胃酸与胰液中和之后会产生二氧化碳,造成胀气、打嗝,让人感觉不舒服。如果消化吸收不良或肠子蠕动太快,就易变成腹泻。

中医认为,特别爱吃冰、爱喝冷饮者,肠管通常比较胀大,胃肠的消化、蠕动功能欠佳,气体长期滞留在肠道内,不仅影响营养吸收功能,还会让人觉得头昏、腹胀、腰痛、睡眠不佳。有时呼吸道疾病也会影响到肠胃功能,例如鼻过敏、感冒、慢性鼻炎、鼻窦炎患者,因为长期鼻涕倒流,常将带有细菌的鼻涕吞到胃部,日积月累也会干扰胃肠道功能,所以治本先要治鼻病。

主要与肝气不舒有关

西医对功能性胃肠道疾病的病因有各种不同的假说,包括肠胃蠕动不正常、胃酸分泌过多、精神压力过大、自主神经系统功能异常、幽门杆菌感染等,不一而足。而中医则强调是由肝气犯胃、犯脾造成的。

中医所谓的"肝"除了包含西医强调的消化、解毒等代谢功能外，还包括了神经、精神等系统。以功能性胃肠道疾病而言，有些会表现为胸闷、胸痛等非心因性症状，此即中医的肝经气滞血瘀；有些则以上腹疼痛、胀气，进食后有恶心感等消化不良症状为主要表现，此即中医所谓的"肝胃不和"。因为胃主受纳，当有精神、情绪干扰时，自然会有相关的症状产生。另有一部分以下腹疼痛、胀气、紧急便意、易腹泻或便秘等大肠激躁症症状为主，属于中医的"肝脾不和"。因为脾主运化，容易受到精神、神经因素的影响，从而阻碍食物的消化及吸收。

　　治疗时可用血府逐瘀汤① 缓解气滞血瘀，肝胃不和可用四逆散②，肝脾不和则以痛泻要方③ 治疗，这些方子都与疏肝解郁、调理肝气有关，可见通过疏肝理气，胃肠道症状应该能大大改善。

---

① 血府逐瘀汤：中医方剂名，为理血剂，具有活血化瘀、行气止痛之功效，由桃仁、红花、当归、生地黄、牛膝、川芎、桔梗、赤芍、枳壳、甘草、柴胡组成。
② 四逆散：中医方剂名，为和解剂，具有调和肝脾、透邪解郁、疏肝理脾之功效，由柴胡、芍药、枳实、甘草组成。
③ 痛泻要方：中医方剂名，为和解剂，具有调和肝脾、补脾柔肝、祛湿止泻之功效，由陈皮、白术、白芍、防风组成。

胃肠神经官能症：没有什么大毛病

有的人看起来大腹便便，好像营养过剩的样子，其实肠胃老觉得胀气、不舒服，而且时常排气，长期为其所扰，但往往检查起来又没有什么大毛病。这种情况大概就是患了胃肠神经官能症。

以分泌功能障碍为主因

胃肠神经官能症多见于 20 ～ 40 岁的青壮年，女性多于男性，脑力劳动者多于体力劳动者。一般以胃肠运动与分泌功能紊乱为主要特征，呈慢性、持续性反复发作。胃部症状以泛酸、烧心、恶心呕吐、嗳气厌食、食后饱胀、咽喉异物感为主；肠道症状以腹部胀痛、时常排气、便秘或腹泻居多；亦常伴随精神方面症状，如倦怠、失眠多梦、焦虑、精神涣散、注意力不集中、健忘、眩晕、胸闷、心悸等等。患者的症状常随情绪而变化，各种检查均未发现明显异常。

与肝郁、气虚及气逆有关

中医认为胃肠神经官能症与肝郁、气虚、气逆三者关系最为密切。

肝郁者常见闷闷不乐、意志消沉、不思饮食，可以加味逍遥散 ① 加减来治疗。

气虚者常见倦怠乏力、厌食、脘腹胀满，可以六君子汤 ② 加减来治疗。

气逆者常见急躁、易怒、焦虑、脘腹胀痛、嗳气、呕吐，可以四逆散加减来治疗。

注意饮食、药物与运动

胃肠神经官能症患者要特别注意饮食与生活调理，即使再忙碌也要注意饮食正常、规律，千万不可忙碌时随便吃，之后则大快朵颐，一餐当两餐，或心情好时拼命吃，情绪低落就粒米不沾，不然肠胃终究要出毛病。

除了正常饮食之外，可常吃能增加消化液分泌、促进肠胃蠕动且有利于排出气体的食物，如生姜、大蒜、八角、小茴香、豆蔻等。也可喝养乐多、酸奶等含乳酸菌饮料，以增加肠中有益菌数量，同时帮助消化高纤食物。另外，木瓜含有蛋白酶，有助消化、减少气体产生等作用。其他如含有柠檬酸的苹果醋、食用醋等，也有助消化、消胀气的作用，但添加太多可能会引起不适，还是应适可而止。

---

① 逍遥散：中医方剂名，为和解剂，具有调和肝脾、疏肝解郁、养血健脾之功效，由柴胡、当归、芍药、薄荷、茯苓、生姜、大枣组成。
② 六君子汤：中医方剂名，具有益气健脾、燥湿化痰之功效，由人参、白术、茯苓、甘草、陈皮、半夏组成。

　　当然最重要的还是应生活规律，作息正常，饮食均衡，少吃辛辣、生冷、坚硬、酥脆、过甜、过酸、油炸的食物，烟、酒、茶、咖啡等也应少摄入。还要尽量避免服用阿司匹林、非类固醇消炎药、安眠药等容易引发消化不良的药物。饭后不宜立刻躺下来睡觉，因为食物会推挤胃部，造成胃酸逆流至食管，至少要间隔两个小时再睡觉。也不要在临睡前吃零食，容易发胖。

　　除了饮食之外，运动更是加强肠胃蠕动、帮助消化、改善胀气最自然有效的方法，古往今来的养生家都主张饭后散步，所谓"饭后百步走，活到九十九"。运动还有减肥效果，改善因腹部胀满，施压于腹部所造成的胃肠神经官能症。

吃饱没，放屁了吗？

腹胀难消：大腹便便，中年人的苦恼

中年以上的人几乎都有腹部变大的苦恼，这可能是由心宽体胖、缺乏运动、营养过剩所致，加上新陈代谢速率变慢，过多的脂肪沉积在皮下及腹部网状组织内，使得腹部逐渐往外鼓起。

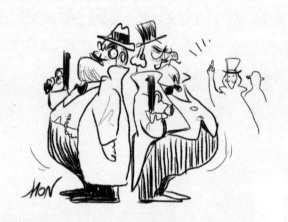

▶ 医案选读

吴太太在娘家时有如金枝玉叶，备受家人呵护，不但厨艺一窍不通，就连一般的家事也很少做。所以嫁到婆家之后备感压力，婆媳过招都是直来直往，有时短兵相接，有时暗自较劲、隔空炮火交加，让家庭生活充满莫名的紧张怪异氛围。小吴已在我处看诊多年，可说是旧识，每次都会诉说他当夹心三明治的无奈，我虽同情，但也爱莫能助。

有一天他带着太太一起来就诊，主诉腹胀，有如大腹便便的孕妇，原来的裙子、裤子都穿不下，有时甚至可以感觉到胀气顶到胸部，连呼吸都不太舒服，心情也跟着阴郁起来，即使勤于饭后散步也无济于事。

我发现吴太太讲话很快，显然个性急躁。她的生活背景我又很清楚，脉诊果然脉象弦紧，因此大胆诊断为"肝气郁滞"，开给柴胡疏肝散加合欢皮以舒肝解郁，酌加厚朴、槟榔以理气消胀，再加麦芽、神曲消食化积。

开完处方后，进一步叮咛她说话、吃东西不要太快太急，免得吃进太多空气，有空多陪家人聊天，心情要放轻松，肠子才会跟着放松。至于家务事就不好明讲了，家家有本难念的经，如果无法放下千金小姐的心态，改善与婆婆的对立关系，不仅症状难以有效改善，而且恐怕还会生情绪性疾病。

小心吃进太多空气

腹胀的原因很多，消化吸收不良、乳糖不耐症、焦虑紧张、大肠激躁症、肠胃炎、长期腹泻或便秘、感冒、鼻涕倒流等都有可能引起腹胀；更严重的像肝硬化腹水、胆囊疾病、肠阻塞、腹腔手术后肠粘连、糖尿病神经病变、泌尿功能失常，甚至肝癌、大肠癌、子宫肌瘤、卵巢肿瘤等都可能引起腹胀。治疗前一定要抽丝剥茧，才能确定病因。

通常胀气患者以良性病症居多，尤其以消化不良、饮食过量导致胃部急慢性发炎最为常见。但如果年龄超过 45 岁，有贫血倾向，上腹可触摸到肿块，体重又明显减轻时，就要怀疑肿瘤的可能性了。

不过大家也不必太过紧张，以上所说的是不正常的情况，很多人大腹便便只是因为饮食、生活习惯不好，吃得太多、消化不良或胃肠胀气，从而引起腹胀。特别是饮食习惯欠佳，边吃边说话或吃得太快的人，不但吃进很多空气，而且容易造成消化不良。有些人一紧张就猛吞口水、呼吸急促，也会吞进空气；喝热腾腾的汤时更是喝一小口汤吸进一大口空气。此外，常喝产气饮料，如汽水、可乐等碳酸性饮料或啤酒等，也会吃进气体，大口喝时气体也吸得更多，有时甚至连嚼口香糖都会吞进空气。有些年纪大的人配戴假牙不当，唾液腺受到刺激而大量分泌唾液，结果在吞口水时也吞入了空气。

姜能开胃，饮食须去烦恼

唐代《千金要方》说："人之当食，须去烦恼。"所以除了不可暴饮暴食外，身心也要保持放松，吃饭时须细嚼慢咽。应避免太甜及太油的食物，或豆类、糯米、地瓜、韭菜、高丽菜等高产气的食物；吃饭时应少说话，少喝热汤，不要大口喝饮料，可改用吸管小口喝。也可以喝一些含有乳酸菌的酸奶，有助于消除胀气。

清代曹慈山在《老老恒言》中说："凡食总以少为益，脾易磨运，乃化精液，否则极易之物，多食反致受伤，故曰少食以安脾也。"可见饮食七分饱的重要性。《养生随笔》则说："蔬菜之属，每食所需。"所以应记得多吃青菜，摄取足够的纤维素以润肠通便、减少腹胀。

此外，山楂、麦芽、荸荠、柠檬、茴香等能消食、理气、消胀，可适时食用。山药有益于胃肠黏膜的修复，对于长期胃病或腹泻者有帮助，但有严重便秘者不宜多吃，以免发胀。

中药处方如四逆散、柴胡疏肝散 ① 等可以理气和胃，保和丸可以消食导滞，只要加减得宜，亦大有帮助。古人说"上床萝卜下床姜"，因为姜能开胃，萝卜能消食，因此在食物当中酌加萝卜及姜，也有助于消化。

---

① 柴胡疏肝散：中医方剂名，为理气剂，具有疏肝理气，活血止痛之功效，由陈皮、柴胡、川芎、香附、枳壳、芍药、甘草组成。

放屁连连：无法忍住的难堪

在众人面前忍不住排气，本来希望神不知鬼不觉，岂料放出之后才发觉又响又臭，让当事人感到既尴尬又难堪。如果放屁连连，难免还要担心肠胃到底出了什么问题。

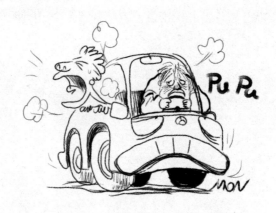

▶ 医案选读

小时候父亲曾经出过一个谜题考我们：肉做弓，风做箭，射落腿下，倒弹射到鼻，有声无影，有味素无咸淡，打一每个人都有之物。答案是"屁"。

人人都有屁，当肠子蠕动之际，偶尔感觉一股气体往下，接着自然放了出来，真有如释重负的快感。要是旁边都是自己的亲人，肆无忌惮施放之后，还可自"鸣"得意、自我解嘲一番。过去就有许多文人雅士喜欢拿屁来做戏谑文章。譬如苏东坡在评佛印和尚的诗作"八风吹不动，如坐紫金城"时，写了"狗屁不通"四字，气得佛印过江来理论。结果苏东坡哈哈大笑说"八风吹不动，一屁过江来"，成为笑谈。

但如果屁声连连或经常放臭屁，恐怕就自"鸣"得意不起来了，当秘书的陈小姐就是典型的例子。她是总经理的最佳助手，认真尽责，人人夸赞。可是最近一年来不知怎么搞的，每餐饭后一小时总感觉上腹部不舒服，接着就放屁连连，憋都憋不住，甚感苦恼。如果在嘈杂时暗中排放，而且无声无息或无声而有味，都可以低头抵赖；要是不小心爆出巨响，或如吹草笛一样抑扬顿挫，那可就糗大了。陈小姐有过几次经历之后，变得非常在意，不敢大快朵颐吃东西，慢慢还出现了食欲不振、恶心想吐、大便拉稀、疲倦想睡等症状。

为了解决这个困扰，她看过不少肠胃科医师，也做过很多复杂仪器的检查，包括腹部超声及胃镜等，结果发现只有一点胃炎，并没有什么其他的异常，医师认为她根本没病，只是太紧张了。

我仔细检查之后，诊断为"寒湿内蕴"，处方胃苓汤①与厚朴温中汤②以温化寒湿，最后还叮嘱她要少喝冰凉饮料。说到这里她终于恍然大悟，原来她们常在上班空档外叫冷饮来消暑兼解馋，看来"凶手"应该是碳酸饮料，因为喝得太急会吞进过多空气。

---

① 胃苓汤：中医方剂名，具有安胃、利水、止泻、祛湿、和胃之功，由苍术、陈皮、厚朴、甘草、泽泻、猪苓、赤茯苓、白术、肉桂组成。
② 厚朴温中汤：中医方剂名，为理气剂，具有温中行气、燥湿除满之功效，由厚朴、陈皮、甘草、茯苓、草豆蔻仁、木香、干姜组成。

肠气主要是吞进去的

正常人的肠子大约每天可产生 7～10 升的气体，这些肠气大部分都会被人体重新吸收，只有少量经由口腔和肛门排出。由上面逸出称为打嗝，由下面排出称为放屁。通常成人的消化道随时存有 150 毫升左右的气体，而且大多只在胃部和大肠里面，因为气体在小肠里的扩散、吸收速度较快，因此在正常情况下很少会有气体会存在小肠中。

屁的解析：含硫化氢才会臭

既然每个人都会放屁，那么屁中的成分到底是什么？究竟屁是怎么制造出来的？根据学者的研究，屁的成分很多，最主要包括氮、氧、二氧化碳、氢、甲烷等五种，约占肠气的 99%，通常无味；少数稀有气体如硫化氢、氨气等约占 1% 以下，具有臭味。其中，二氧化碳、氢、甲烷和硫化氢都是由大肠细菌分解食物残渣而生成，这些残渣包括小肠不能消化吸收的碳水化合物、植物纤维以及少量氨基酸和脂肪酸等。

至于放屁声音的大小，则与单位时间内冲出的气体量有关，如果肠子蠕动激烈，肠气在短时间内大量排出就会出现声响。

据科学家研究，80%～90% 的肠气都是随食物吞进去的，常人每天吞下的空气有 500～1000 毫升，其主要成分为氧和氮，而氧气很容易被身体吸收，氮则随食物进入到大肠，成为大肠气的主要成分。在正常情况下，这些气体从胃部经过大小肠，最后从肛门排出，时间最快约 25 分钟。我们每天所排出来的气体也在500～1000 毫升之间。这种吸收、排出的动作不断进行，因此身体健康的人通常不会感觉到有气体堆积在胃肠道内，除非因故胀气才感觉得到。

肠气除了从上消化道（如嗳气）、下消化道（如放屁）排出之外，还会溶于淋巴、血液循环之中，最后由肺呼出体外。如果便秘症状相当严重，以致肠中的二氧化硫气体经肺部由口腔排出体外，则会导致口臭。

虽然造物者巧夺天工，将人体的下消化道设计得十分精巧，但还是存有死角，例如大肠在肝脏、脾脏附近形成的两个弯以及乙状结肠的大弯。肠道在弯道处变得狭窄，以致肠道气体很容易积存于此，不易排放（见下图）。个性容易紧张者，由于肠子在压力下会出现痉挛，引起排便不畅，日久就可能造成肠阻塞。有些老人家则是因为运动量不够，肠子又特别弯曲、冗长等，常常"一发不可收拾"，过量排气。因为肠内积存的气体大多会一点一点排出来，除非囤积在体内超过 300 毫升，才会开始促进肠子蠕动并且同时大量涌出，因而出其不意地大鸣大放，震惊四邻。不过台湾有"笑屁快老"之说，所以即使在公开场合听到、闻到屁声，也最好保持应有的礼貌。

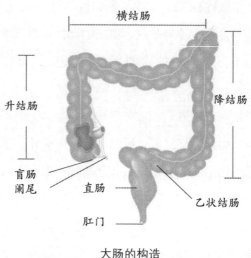

大肠的构造

肠气与食物的种类也有关系

肠气的产生常与食物有关，例如多吃番薯、马铃薯等高淀粉、高糖分的食物之后，产气性往往会大幅提高。又如高丽菜、韭菜、青椒、洋葱、花椰菜、小黄瓜、糯米以及扁豆、豌豆、皇帝豆等豆类，都比较不容易消化，也比较会发酵、产生气体。此外，苹果、西瓜、香瓜及柑橘类水果，吃多了都可能引起胀气。

乳糖不耐症的人因较难消化奶制品，牛奶在肠道中被细菌分解、发酵后就会产生大量的氢气和二氧化碳，因而造成腹胀、腹泻。患者若不得已必须喝牛奶，建议一次只喝少量，或添加巧克力、麦片一起喝，有助于减轻不耐症状。

分为湿热、虚寒等五种证型施治

中医讲求辨证施治，运用之妙在于临证时的慧心巧辨。一般而言，排除肠气之法首重调理肠胃的运动功能，原则上以理气、舒肝、解郁为主。理气药物如陈皮、木香、旋覆花、厚朴等，都具有调整胃肠蠕动的功能，其中陈皮、旋覆花还有止呕的作用。舒肝解郁的药物如柴胡、郁金、川楝子、青皮、紫苏叶、香附等，均具有缓解精神压力及抗忧郁作用。必要时还可加入保和丸等，以消食导滞、促进吸收。

在治疗腹部胀满、不时排气方面，较常用的有五种方式：

（1）寒湿内聚者：表现为腹部胀满、食欲不振、恶心呕吐、大便泄泻，或脘腹疼痛、口渴不欲饮、肢体倦怠，可用胃苓汤与厚朴温中汤来温化寒湿。

（2）脾胃虚寒者：表现为排气不臭，腹中满胀，喜暖喜按，或进热食、热饮较舒服，食欲减退、神疲乏力。可用理中汤加减来温补脾胃。

（3）湿热蕴结者：表现为腹胀恶心、心中烦闷，口渴不欲多饮，时时汗出，大便溏泄味臭，排气亦臭，且肛门灼热、小便短赤。可用王氏连朴饮①加减来化湿清热。

（4）宿食停滞者：表现为腹满胀痛、嗳腐吞酸，见食物觉恶心，大便泄泻味臭并含有不消化食物，且排气有腐臭味。可用保和丸加

---

① 王氏连朴饮：是治疗邪在气分、湿热并重、郁阻中焦的常用方，由厚朴、川连、石菖蒲、制半夏、香豉、焦栀、芦根组成。

减来消食导滞。

（5）实热内结者：表现为腹满或硬痛、大便秘结、口干舌燥。可用承气汤①加减来泻下热结。

中药调理不仅可以解决腹部胀满，改善排气连连的肠胃不适症状，还可以一并解除消化道甚至全身症状，在调理体质、改善身体方面可谓大有帮助。若能经中医仔细治疗，加上饮食生活调适，肠胃就不会再乱生"闷气"了!

最后要提醒的是，如果每天排气超过25次，并伴有体重减轻、食欲降低、排便习惯改变等症状，最好到医院做详细检查，以找出排气原因，再据此好好调整。

①承气汤：中医方剂名，具有发汗、泻下、去脏毒之功效，由大黄、芒硝、豆豉、枳实、厚朴组成。

便秘：硬是拉不出来

便秘不是什么大不了的毛病，却可能是某些疾病的征兆，更能让人的心情跌入谷底。许多人为便秘所苦，各种"通肠"大法于是应运而生，如大肠水疗、净肠茶、通肠丸等，都宣称可以通便、排毒、减肥、美化皮肤、改善睡眠，可说是不一而足。但实际效果究竟如何就不知道了。

▶ 医案选读

一位妈妈带着读幼儿园的小朋友来看便秘，我问："大便是软还是硬的？"小朋友既正经又腼腆地答道："我没有用手去捏，所以不知道。"再问妈妈，答案是："看他很久解不出来，所以应该是便秘！"

这是真实发生在门诊的笑话，由此可以反映一般人对大便的性状，尤其是便秘的一知半解。

还有一位高中女生前来看诊，她说从小就每个星期才排便一次，后来和同学聊天才无意间发现其他人都不会这么久才排便一次，大家都说她是怪胎。但她表示不觉得难受，十几年下来生活正常，也长得亭亭玉立。因此我斩钉截铁地告诉她不用吃药，虽然是"天赋异禀"，但实在可喜可贺，因为保守估计一星期可省下两个小时来读书，有何不可？

吃饱没，放屁了吗？

另一个病例是当业务员的陈先生，他整天在外面东奔西跑，晒得全身红通通的。他平时喜欢吃辛辣烤炸的食物，三不五时还得交际应酬，喝酒抽烟也免不了。太太担心他太劳累，还经常炖补品给他吃。但每次一吃完就口干舌燥，有时好几天都里急后重①，大便却出不来，只好前来看诊。我诊断为胃肠实热，处方凉膈散加减，药效立竿见影。复诊时他显得很高兴，但我告诫他饮食习惯很重要，如果不加以调整很容易复发。后来再没看到他来看便秘，应该是我的建议奏效了吧！

饮食与生活习惯最为关键

究竟怎么样才算便秘？正常人的大便次数为每天 1 ～ 3 次，或每 2 ～ 3 天解一次，只要没什么不适，而且经常如此，那就算正常；即使多天解一次，只要能畅通无阻，也不算便秘。要是经常超过 3 天才解一次，每次如厕都必须费尽九牛二虎之力，弄得汗流浃背、全身虚脱，这样即使大便不是很硬，也算是便秘。

造成便秘的原因很多，最常见的是生活习惯改变、紧张焦虑、时常熬夜，造成自律神经失调，肠蠕动不良。其次是饮食不当，如少吃蔬菜水果、少喝水又吃太多肉类，或长期卧床、缺乏运动，以

---

① 里急后重：医学术语，形容拉肚子时的一种症状。"里急"是指肚子里面的内急，一阵一阵的肠痉挛既疼痛又想大便；"后重"是指大便刺激肛门时产生的便意。实际上根本没有什么大便了，因为基本上都拉完了，即使拉出来也只是水样便或极少量的伴有脓血样的大便，但是病人一直有"里急后重"的感觉，老觉得想拉，就一直在厕所不敢出来。

及孕妇、产妇因怀孕压迫或产后伤口疼痛等，都可能造成便秘。

另外，肠道、肛门出现结构或功能上的问题，也会导致便秘。结构性问题包括先天性巨肠症、结肠肿瘤、憩室、直肠脱出、肛裂及腹部手术引起的问题等等；功能性问题主要由慢性病引起，例如内分泌系统的糖尿病、甲状腺功能低下，神经系统的帕金森病、新陈代谢疾病、精神病等，都是形成功能性便秘的主要原因。当然药物也与便秘有关，如使用某些止痛剂、含铝制酸剂、抗忧郁剂、镇静剂、铁剂、抗癫痫药物等，也可能影响正常排便。

值得注意的是，现代人经常摄食汉堡、炸鸡、甜品、零食、碳酸饮料及动物性食物，由于缺乏膳食纤维，很容易造成便秘。此外，早晨起床时间紧迫，没时间吃饭或匆匆解决之后就赶着上班，有便意时只好强忍，久而久之也会造成便秘。所以说不良的生活习惯是引发便秘的罪魁祸首。

老幼妇孺为高危人群

根据统计，80% 以上的人在其一生中曾经有过便秘的困扰，其中以"老幼妇孺"最多。因为老年人牙齿不好，只吃精制、软烂食品，其中所含的纤维质相当少，加上老年人活动力减少，肠子蠕动变慢，往往有慢性疾病缠身，长期服用某些药物，如抗忧郁剂、制酸剂、利尿剂等，都可能影响肠胃活动，导致便秘。

婴儿六七个月之后还只喝牛奶，没有喂食蔬菜泥或水果泥等副食品，也很容易便秘。女性由于饮食量少、运动量不够，腹壁肌肉较薄，又受到骨盆腔器官及女性激素等因素的影响，肠道蠕动速度比较慢，因此便秘的发生率高达男性的 3 倍。尤其孕妇的胃肠道时时刻刻受到胎儿压迫，消化、排泄都受到影响，加上孕期的激素变化影响消化功能，也容易出现便秘现象。

如前所述，时常忍住便意也会造成便秘。譬如小朋友因为贪玩，即便想大便也故意憋住，或有些人不习惯使用公共厕所，长久下来，身体渐渐感觉不出想解便的信号，终致便秘。解决之道是养成"有便不强忍"的习惯，每天固定时间排便，而且最好是在吃过饭后就去蹲马桶，此时由于胃、结肠反射最强，结肠的蠕动和排空力量也增加，排便最容易。一般建议利用早上起床、吃过早饭后的 15 ~ 45 分钟去上厕所，此时肠道蠕动最为活跃，是排便的黄金时间。

便秘绝对不能轻忽

千万不要忽视便秘对身心的不良影响。长期便秘不但会造成个人心理上很大的负担，还会带来口干舌燥、情绪紧张、腹胀腹痛、食欲不振、失眠、皮肤干燥发痒、长黑斑、长青春痘，以及浑身不对劲等后遗症，影响日常生活与工作，还会引起肛门撕裂、痔疮、粪便嵌塞等生理问题。老年人便秘还可能因排便过分用力造成高血压恶化、中风、心肌缺氧等问题，还会使原有的疝气问题更加严重。小孩子便秘的话，有时会影响到记忆力、逻辑思维能力和创造思考能力。

长期便秘的人脑子可能会变得不灵活，因为腐败的食物积滞在肠道内，在细菌的作用下发酵，产生大量含硫废物、乙烷、硫化氢等有害气体或有毒物质，经肠壁吸收后进入血液中，再通过循环系统来到各个器官。毒素若到达大脑，将使脑神经接受刺激的能力减弱，从而妨碍脑神经的正常功能。

如果体重减轻、排便出现不正常的改变，如大便变细、里急后重（即想上厕所，但排了一点就排不出来，总有排不干净的感觉），那就要小心，很可能是阻塞性大肠病变（如大肠癌或炎性大肠病变造成的大肠狭窄）。因此，一旦出现了这种难言之隐，最好去看医生，千万不能拖。

中西医各有治疗窍门

对于便秘，中西医都有多种治疗经验，只是方法不同而已。

西医

目前西医大多先用盐类泻剂治疗，例如氧化镁就是利用盐类的渗透压吸收水分，以增加肠腔内压，促进大肠蠕动。或用大便形成剂，即利用肠道无法吸收的植物萃取纤维或人工合成纤维，以吸附水分，增加大便的分量，从而促进大肠蠕动。此类药物最为安全，但作用稍嫌缓慢，必须配合饮用大量水分才易成功。

其次是接触性泻剂，如番泻叶、蓖麻油、局部刺激剂或甘油球等均能直接刺激肠黏膜，引起肠道蠕动，效果较快。但若使用不当，也可能引起腹泻、腹痛，而且常用还会产生依赖性。

习惯性便秘的人若经常使用甘油球通便，可能滋生后遗症。例如经常使用、使用方式不当、用力过猛时，很可能造成肛门受伤，而肛门口附近的细菌比较多，很容易造成感染。另外，甘油球的成分具有刺激性，虽可刺激肛门黏膜，促进直肠蠕动，但长期使用会使直肠的感觉细胞钝化，使排便的感觉越来越差，造成恶性循环。

中医

有些中药的作用机制也与西药相似，例如大黄、番泻叶可直接刺激肠道，类似接触性泻剂；又如芒硝含硫酸钠，可吸收水分，类似盐类泻剂；而麻子仁、郁李仁等则含有油脂，可软化大便、润滑肠道，有助于大便顺利排出。

中医治疗便秘时主张从根本着手，而不只是让患者排出大便而已。通常分为四大类型辨证施治：

（1）热秘：由先天体质容易上火、饮酒过多、吃太多辛辣烤炸食物，或吃太多补药所造成。患者除了便秘，也常面红身热、口燥唇干、尿色深黄、腹胀压痛、喜喝凉饮，应以承气汤加减来泻热通腑。

（2）气秘：多因忧思过度、久坐少动，或开刀后肠道粘连、跌打损伤伤及肠胃，导致肠子蠕动不协调引起。患者常嗳气，肛门有重坠感，想大便却解不出来，还有肋胁及腹部胀满不舒服等症状，应以六磨汤①加减来顺气导滞。

---

① 六磨汤：中医方剂名，有破气宽中通便之功效，由槟榔、沉香、木香、乌药、大黄、枳壳组成。

（3）虚秘：病后、产后或年老体弱，以致气血亏虚；或过用发汗药、泻药、燥热药剂，导致损伤阴津；或者劳力过度、流汗过多、房事不节制而形成虚秘。若为脸色苍白的气虚者，不但大便无力排出，排便后还会感觉疲倦、中气不足而懒得说话，应以黄芪汤①加减来补气；血虚者面无血色、口唇指甲淡白，常感眩晕、心悸，应以润肠丸②加减来养血。

（4）冷秘：常吃寒凉生冷食物、过用苦寒药物或年老体弱、真阳不足，都可造成阴寒内结。患者除了大便艰难，还会腹痛并有冰凉的感觉，四肢冰凉、腰膝酸冷、小便色清、频尿，应以半硫丸③加减来温阳通便。

多运动、注意饮食有助于改善便秘

运动可以增加血液循环，促进肠蠕动，而最简单的运动是散步，尤其是早起或晚餐后散步的效果最好。也可做仰卧起坐、骑脚踏车以训练、强化腹壁肌肉力量，再配合提肛运动，增加肛门括约肌的控制力，有助于改善便秘。另外，排便时采取蹲姿可能较坐姿更容易施力。

除了作息规律、定时解大便、多运动之外，改善便秘的良方

---

① 黄芪汤：中医方剂名，主治气虚性便秘，大便并不硬，虽有便意，但排便困难，便后乏力，面白神疲，脉弱，由黄芪、麻仁、白蜜、陈皮组成。
② 润肠丸：中成药名，具有润肠通便的作用，用于实热便秘。
③ 半硫丸：中成药名，具有温肾通便之功效。

为多吃高纤蔬菜、水果和五谷，如玉米、豆类、韭菜、笋、花椰菜、菠菜、芥兰、萝卜、芹菜、猕猴桃、草莓、番茄、柑橘、香蕉等，并要补充足够的水分，多做适当的运动。番石榴的绿色外皮含有一种叫做"丹宁"的成分，容易造成便秘，因此最好削皮去籽食用。

一般人认为便秘时最好吃少一点，以减轻肠胃的负担，有的人甚至因为有时发现大便中有不消化的胡萝卜、绿叶蔬菜，便认为身体无法消化吸收，为了减少肠胃负担而不敢再吃。其实不然，因为蔬菜纤维虽然没有被吸收，但仍可提供粪便实体，有助于排便，少吃反而会减缓消化道活动，可能加重病情。除了摄取高纤食物外，还要喝足量的水，否则粪便容易过硬，甚至阻塞肠道。

老年人多半肠内津液不足，因此平时不妨喝些蜂蜜水、牛奶、酸奶或吃些白木耳以及芝麻、胡桃、杏仁等富含油脂的坚果，不仅有甘润滑肠之效，还有滋补作用。

腹泻：拉到腿软的窘境

拉肚子那种一刻也不能等的窘迫，相信大家都领教过。俗话说"铁打的身体也不堪三日腹泻"，再强壮的体魄经过几天狂拉也会腿软。

一般人的排便习惯从1天3次至3天1次不等，如果排便次数增加，每天排便量超过200克，且粪便呈水样或糜状，就可视为腹泻。有的人说："我喝的水并不多，哪有那么多水分可以拉？"其实我们每日通过胃肠道的液体多达9升，一旦肠道中的水分及电解质的再吸收功能失常，或分泌量太多，或肠黏膜的通透性增加，或肠子的蠕动改变，都可能造成腹泻。

▶ 医案选读

李先生从小就容易腹泻，尤其是喝了牛奶或吃了一些乳制品之后没多久就容易腹胀，接着就得往厕所报到。这是典型的"乳糖酶缺乏症"。

有一回他从夏威夷度假回来，在归国前一天的晚宴上吃了不少海鲜，结果在飞机上开始拉肚子，除了排出水便、黏液外，还带点血，逼得他一出机场就往医院就诊。经过治疗之后，腹泻的情况已经改善，但腹部又胀又闷，很不舒服。

看诊时他特地带来所服的西药，我发现其中含有止泻成分，难怪他觉得肚子更不舒服。中医不赞成在肠子里面还有一些病菌或毒素时止泻，因为脏东西没有去路，就留在肚子里作怪，反而更不利于控制病情，这跟"闭门留寇"是一样的道理。

中医望、闻、问、切之中的闻诊，包括听诊以及用鼻子去闻味道。所以，我顺便问他大便的味道会不会很臭。他回答："不知道！反正是自己拉的，况且我习惯在厕所里面吸烟。"

但他说肛门口有灼热的感觉，嘴巴又干又苦，显然内热还在，因此开给他四逆散以解痉止痛，加葛根黄芩黄连汤① 清肠泻胃热，并酌加五苓散② 以调理胃肠道的水湿，但不加止泻药物。依照经验，大概一两天就可以改善腹泻，肚子也不会再感觉不舒服了。

应依照不同病因施治

引起腹泻的原因很多，中医各有其不同的对应疗法。例如：

（1）细菌、免疫反应或肿瘤具有较强的侵袭性，直接伤害肠黏膜细胞而造成炎性反应，使血液及组织液大量渗出，会出现血便、脓便及发热。此时可用葛根黄芩黄连汤加减来清热止泻。

（2）某些细菌或病毒感染，虽然没有直接侵袭肠壁细胞，但其产生的内毒素会刺激肠黏膜分泌大量的水分及电解质进入肠道，造成严重水泻。此时以胃苓汤加减来治疗，往往可以得到不错的

---

① 葛根黄芩黄连汤：中医方剂名，主治外感表证未解，热邪入里，身热，下利臭秽，肛门有灼热感，心下痞，胸脘烦热，喘而汗出，口干而渴，苔黄，脉数。由葛根、甘草、黄芩、黄连组成。

② 五苓散：中医方剂名，为祛湿剂，具有温阳化气、利湿行水之功效，由泽泻、茯苓、猪苓、肉桂、白术组成。

效果。

（3）一般而言，病毒感染以小肠为主，会出现大量水便，伴随恶心、腹痛等症状；细菌感染则以大肠为主，大便含水量较少，但可能含有黏液或血液，恶心较少，但有下腹痛。

（4）众所周知的大肠激躁症是因紧张压力而使肠道快速蠕动，粪便中的水分无法被肠黏膜充分吸收，随即水泻排出。中医常用痛泻要方来治疗，有抑肝扶脾的功效。

（5）吃了高张性的食物或药物，如泻剂、含镁的胃药，吸附大量的水分进入肠道，当然也会发生水泻。当务之急就是要停用药物，如果是饮食不慎者，可用保和丸加减来治疗。

（6）有的人会感觉吃什么就马上拉什么，其实拉出来的并非刚刚吃进去的，而是旧有残留体内的食物。这是因为胃肠反射作用太快，属于一种"旧的不去，新的不来"的机能性腹泻。此时可用四逆散配合保和丸加减来治疗。

（7）内分泌系统疾病，如甲状腺机能亢进、糖尿病也会造成腹泻。在这种情况下，只有控制好潜藏的疾病，才是正本清源之道。

（8）许多东方人因缺乏分解乳糖的酶，喝了牛奶就会腹泻，食用乳制品时需注意。

（9）持续腹泻超过6周，便成为慢性腹泻，一般会转为虚证。属于脾虚者，可用参苓白术散 ① 治疗，已经拉到脱肛者，则宜改用

---

① 参苓白术散：中成药名，具有补脾胃、益肺气之功效，用于脾胃虚弱，食少便溏，气短咳嗽，肢倦乏力。

补中益气汤①加减。若是真的拉到腰酸腿软、下肢畏寒，则属于肾虚，可用理中汤合四神丸②来温补下元。

功能性腹泻需先辨证

如果习惯性腹泻的人历经粪便检查、大肠镜甚至下消化道摄影，都查不出个所以然，既没有感染、溃疡，也没有肿瘤等实质病变，这就可以判断为功能性腹泻，纯粹是胃肠功能不好的缘故。依照中医观点，功能性腹泻的治疗必须从脾、肝、肾三个脏腑下手。

（1）脾虚：是指脾胃的消化吸收功能不好，出现面色萎黄、易疲倦、食欲减退、腹部饱胀感、吃完东西就想拉肚子等症状，可用参苓白术散加减来健脾补中。

（2）肝旺：中医所谓的肝，除了包含现代医学的肝脏，还包括神经、精神系统的功能。临床上，紧张、压力等精神心理因素会直接影响肠胃的蠕动功能，引起腹泻。这就是肝气太旺、肝气横逆、侵犯脾胃所致，即"肝木克脾土"。患者肚子常会咕噜咕噜叫，一紧张就会腹绞痛、拉肚子，可用痛泻要方加减来治疗。

（3）肾虚：多见于老年人或久病的患者。肾是先天之本，是人体的能量来源，一旦肾虚，就会出现身体倦怠、手脚冰冷、腰酸

---

① 补中益气汤：中医方剂名，为补益剂，具有补中益气、升阳举陷之功效，由黄芪、白术、陈皮、升麻、柴胡、人参、甘草、当归组成。
② 四神丸：中成药名，为固涩剂，具有温肾散寒、涩肠止泻之功效。

腿软、夜尿频繁等症状。由于腹泻总是发生在一大清早，所以又称为"五更泻"。可用理中汤配合四神丸来温补下元。

急性腹泻的紧急应对法

遇到急性腹泻时，可将西红柿与开水以 2：1 的比例混合，或将柳橙、葡萄与开水以 1：1：1 的比例混合，加入少许盐巴饮用，有类似电解质口服补水液的效果。

多数的腹泻只要禁食一两餐，不要吃太油、太甜的食物，症状就会缓解。但如果出现高热、大量脱水、少尿、休克、严重腹痛且腹部僵硬、便血或脓水，则必须尽快就医诊治，以免发生不测。

饮食的控制是很重要的，除了冰凉饮料，性寒通便的瓜类、菠菜、香蕉、生梨、无花果、桑椹等食物，腹泻患者也最好避免食用。

总之，长期腹泻的人千万不能只顾着吃保济丸、征露丸或其他止泻药，只有找出问题的所在，对症下药，才能釜底抽薪。

肛门瘙痒：想抓也难

肛门瘙痒症患者应该最懂"此可忍，孰不可忍"的感受。在大庭广众之下，肛门突然痒到不行，伸手想抓，但众目睽睽的，这种不登大雅之堂的动作，相信任谁都下不了手。有时纵使四下无人，无奈痒在深处，就算想抓也是不得要领。

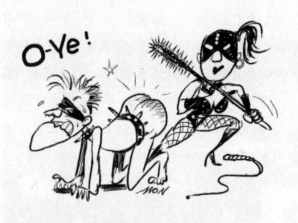

擦不干净或太用力都是原因

为什么会出现肛门痒这种难以启齿的"隐疾"呢？第一个原因可能是肛门（见下图）清洁得不够干净，受到残留粪便的刺激而引发。但是过犹不及，过度擦拭、破坏肛门口具有保护作用的皮脂腺，也会使肛门皮肤越擦越薄、越擦越敏感，从而导致发痒。

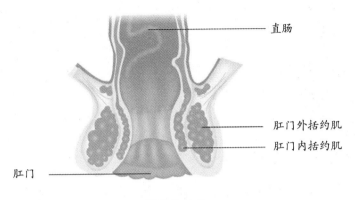

直肠

肛门外括约肌

肛门内括约肌

肛门

肛门的结构

此外，长期便秘或腹泻，嗜食辛辣或油腻食物如巧克力、咖啡、茶、海鲜等引发过敏，也都可能导致肛门瘙痒。罹患湿疹、感染寄生虫或霉菌，甚至得了痔疮也会使肛门发痒。

分风湿夹热及血虚生风施治

中医治疗肛门瘙痒常将其分成两型：

风湿夹热

表现为肛门瘙痒，渗出湿潮，经活动摩擦则更甚，肛门下坠不适，困倦身重，腹胀食少，夜卧不安。可用消风散 ① 加土茯苓、白藓皮、地肤子等来治疗。

---

① 消风散：中医方剂名，为治风剂，具有疏风除湿、清热养血之功效，由当归、生地、防风、蝉蜕、知母、苦参、胡麻、荆芥、苍术、牛蒡子、石膏、甘草、木通组成。

血虚生风

表现为肛门奇痒，皮肤干燥且失去光泽、弹性，皲裂如蛛网，累及阴囊或阴唇，伴有口舌干燥，消瘦，夜不能寐。可用当归饮子①加减来治疗。

要注意保养之道

有些患者为了得到暂时的缓解，会用热水烫或是用清洁用品消毒，这都可能破坏正常皮肤的保护力。频频以卫生纸擦拭也不好，可能会因过度摩擦而过敏。建议最好在排便后，用清水轻轻冲洗肛门口，再用干净的布轻轻吸干，必要时可涂抹少量的湿疹药膏。

患者宜穿着吸汗透气的内裤，每日大便后可以温水坐浴15分钟，能促进肛门周围的血液循环。一般的局部用药不可以使用太多或太久，以免发生药膏过敏，增添一层无谓的麻烦。

---

① 当归饮子：由当归、生地、白芍、川芎、何首乌、荆芥、防风、白蒺藜、黄芪、生甘草组成，适用于心血凝滞、内蕴风热、皮肤疮疥。

肝区疼痛：不要闻肝病而色变

中国约有 9000 多万乙型肝炎携带者，有 400 多万慢性丙型肝炎患者，若再加上药物性肝炎、酒精性肝炎等，数目足以令人闻肝病而色变。这些慢性肝炎患者可能在右上腹靠近肋骨下缘有一种肝区隐痛或胀痛，有的仅有胀感或沉闷感，局部有压迫感，或者只是一种过性胀痛，疼痛以右侧卧位时明显。病情常会在劳累、情绪波动、气候变化、饮食不节及睡眠欠佳时发作或加重。

肝区疼痛未必就是肝炎发作

照理说肝实质并无痛感，但为什么会有肝区疼痛呢？这是因为在慢性肝炎急性发作时，肝脏发炎肿胀，使肝脏外面的一层"包膜"绷得很紧，影响包膜上的感觉神经末梢，因而产生疼痛。剧烈活动或进食后疼痛加重，病情稳定后疼痛感则逐渐消失。部分患者在恢复期仍感疼痛，这是因为肝包膜与邻近脏器组织（见下图）发生粘连之故，当发炎的肝脏好转缩小时，粘连拉得更紧，因而会发生疼痛。

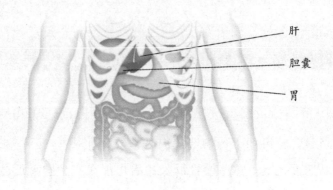

肝

胆囊

胃

肝脏相关位置图

临床上并非每个慢性肝炎患者都会有肝区疼痛，肝区疼痛的患者亦未必是肝脏发炎，而且肝区疼痛的程度与发炎的程度也不一定成正比。

就中医观点而言，右上腹肝区的疼痛多半归咎于"肝气郁滞"，与忧郁易怒、情绪紧张有关。古人有"怒则气上，思则气结，恐则气下，惊则气乱"的说法，认为"肝郁胁痛者，悲哀恼怒，郁伤肝气"。

就肝炎患者而言，发生情志抑郁的原因有二：一是肝炎患者因病邪影响，肝气不舒，本身就容易出现难以克制的发怒情绪，特别容易激动；二是肝炎患者常害怕病情恶化，担心会发展成肝硬化或肝癌，这些顾虑常干扰患者的睡眠和饮食，形成不利病情的恶性循环。

中医常用四逆散或柴胡疏肝散等疏肝理气药来改善肝区疼痛，若有刺痛、刀割样疼痛，则需配合丹参、五灵脂等活血化瘀药。但在急性期，患者常会口干口苦、心烦、食欲减退、恶心、小便深黄色，甚至有黄疸，应加入龙胆泻肝汤①来清利肝胆湿热。至于慢性期，病程较久的容易口干咽燥、心中烦热、头晕目眩、两眼昏花、视物不清，已变成肝阴不足，应加入一贯煎②来养阴柔肝。

放松心情最重要

总之，慢性肝炎患者如果有肝区疼痛，千万别误以为疼痛加重就是病情恶化，应先放松心情，以利肝气的舒展，再配合舒肝理气药，病情很快就会好转。要知道，有的人检查完全身都没病，但由于习惯紧张、焦虑、动怒，也会引来肝区疼痛，甚至两边胁肋都紧绷、疼痛，这全是情绪变化惹来肝气郁滞的结果，可见心情放松真的很重要。

---

① 龙胆泻肝汤：中医方剂名，为清热剂，具有清脏腑热、清泻肝胆实火、清利肝经湿热之功效，由龙胆草、栀子、黄芩、木通、泽泻、车前子、柴胡、甘草、当归、生地组成。
② 一贯煎：中医方剂名，为补益剂，具有滋阴疏肝之功效，由北沙参、麦冬、当归、生地黄、枸杞子、川楝子组成。

第 二 章

不容忽视的
胃肠道疾病

中医强调"脾胃为后天之本"，唯有胃肠道健全、消化吸收良好，我们吃进去的"水谷精微"才能濡润五脏六腑、四肢百骸，身体才能健康无虞，所以说胃肠道为"后天之本"。但肠胃是否健康的关键不只在于器官本身，而是与整个消化系统（包括牙齿）都有密切关系，因此本章不仅介绍了常见的胃肠道疾病，而且还介绍了与胃肠道健康密切相关的牙周病。

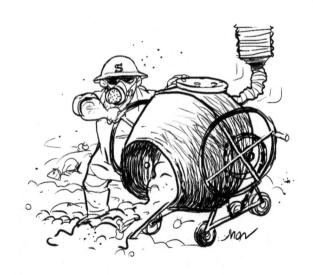

牙周病：预防胜于治疗，否则后患无穷

简单地讲，牙周病就是细菌感染牙齿周围所导致的发炎变化。如果平时牙齿清洁得不彻底，牙垢附着于牙齿与牙龈之间，久而久之发生钙化反应，就成为牙结石。若牙龈或结石处受到细菌感染，牙肉及骨头发炎，就会破坏牙周，由初期的牙周炎发展到牙周病，包括牙龈肿胀、偶尔出血、口臭，如不加以治疗，不但会损及肠胃健康，最后还可能导致全部牙齿都掉光，还没到"老掉牙"就成了"无齿之徒"。

据研究，小孩子很少罹患牙周病，通常都要过了35岁、免疫力开始下降以后才需特别注意保养。

牙菌斑、牙结石为祸首

我们的口腔中有成千上万的细菌，除了最容易附着在牙齿上之外，口腔黏膜、唾液等都是细菌滋生的温床。如果不注意口腔卫生或清洁得不够彻底，牙垢上就会滋生大量细菌，日积月累变成一层半透明的松软膏状物，称为牙菌斑。研究发现，平均1毫克的牙菌斑约潜藏着一亿个细菌，其中包含十余种毒性很强的厌氧菌，不但会侵犯牙周组织，而且细菌本身及其分泌的毒素还会激发牙龈组织的强烈破坏性免疫反应，破坏牙龈、牙周韧带和齿槽骨，最后导致

齿槽骨破坏、崩解。牙菌斑越积越多，最后钙化成为牙结石，此时单纯刷牙、漱口已经无法清除细菌及发炎细胞，必须定时请牙医刮除才能解决。

牙齿周围的组织包括牙龈、齿槽骨、牙周韧带及牙骨质，这些组织若被细菌及其分泌的毒素破坏，就如房子的地基被掏空一般，主建物本身（牙齿）当然就摇摇欲坠了。

据目前所知，容易患牙周病的高危险人群包括：①怀孕或青春期少女，因体内激素改变，牙龈特别容易发炎，甚至恶化成牙周病，尤其孕妇更容易发生。②停经后妇女，因钙质流失而易患骨质疏松症，尤其是下腭骨的骨质密度低，最容易因此掉牙。③糖尿病患者，因免疫系统改变而影响到牙龈组织的胶原纤维代谢，加速齿槽骨崩解，同时延缓牙周组织的愈合能力。其他如吸烟、压力、药物等，都可能影响牙龈健康，增加罹患牙周病的概率。

以牙龈流血、牙齿咬嚼无力为特征

一般而言，如果一刷牙就会流血，或轻轻按压牙龈即感觉疼痛或流血，甚至常有牙周脓肿、用力一吸就吸出血来等症状，则必须提高警觉，这些都是牙周病的初期征兆，必须赶快去看牙医。如果已有初期症状而未做妥善治疗，牙周病日渐严重，甚至可能出现牙龈红肿疼痛、刷牙流血、口臭、牙齿变长、齿缝变大、牙齿松动移位、咀嚼无力等，最后结果就是牙齿全部掉光，只能装假牙。

不仅如此，牙周病的细菌还可能随缺损的牙龈上皮进入血液，造成菌血症，或影响血小板的凝血机制，造成血栓甚至血管硬化，不幸时还可能导致心肌梗死或中风，其概率比一般人高3倍；牙周病孕妇生下早产儿或体重过轻新生儿的概率更达正常人的7倍。糖尿病患者若伴有严重牙周病，血糖一般很难控制；常年卧病者还易衍生吸入性肺炎。因此绝对不能掉以轻心，必须早做治疗。

从清胃泻火、调养气血着手

中医治疗牙周病从局部表现与体质多方入手，急性发炎时清胃泻火，炎症获得控制之后，则以补肾或调养气血为主。一般分成三种类型辨证论治。

胃火上炎

胃火多由饮食不节、外感风热而产生。中医古籍《明医杂著》记载："齿虽属肾，而生于牙床，上下床属大肠阳明与胃，犹木生于土也。肠胃伤于美酒、厚味膏粱甘滑之物，以致湿热上攻，则牙床不洁而为肿、为痛，或出血，或生虫，由是齿不得安而摇动，黑烂脱落也。"其描述类似于急性牙周炎，患者常觉得口酸、口臭、口渴喜凉，胃部嘈杂，大便秘结，小便深黄色而量少，宜用清胃汤① 加减来清胃泻火。

肾虚火旺

先天不足、久病体虚、劳倦过度、生育过多，或中老年后肾气

---

① 清胃汤：中医方剂名，主治脾胃积热，鼻中出血，右关脉数，由升麻、黄连、生地、山栀、甘草、干葛、石膏、犀角组成。

渐衰，都可能导致肾虚。《素问·诊要经终论》首先提出："少阴终者……面黑齿长而垢。"齿长而垢包括了牙龈萎缩、牙槽骨吸收、牙根露出及牙垢附着等。《外科大成》论之较详："肾经虚者，则血点滴而出，齿亦悠悠然而痛，口不臭，而齿动或齿落。"患者除了牙龈渗血、牙齿动摇酸软、齿槽骨疏松萎缩外，还可能头晕目眩、耳鸣眼花、腰膝酸软、口干咽燥，宜用知柏地黄丸加减来益肾养阴清热。

气血不足

气血不足则无以营养滋润龈肉，故牙龈萎缩枯槁，牙齿亦动摇不安，咀嚼无力，牙齿少量渗血，时出时止，溢脓量少而清稀。患者可见面色苍白、疲倦乏力、头目昏花、心悸失眠，宜用八珍汤①加减来益气养血。

预防胜于治疗

预防牙周病必须戒烟、戒酒，每日至少早晚刷牙两次，同时配合使用牙线清洁，有空时可用干净手指按摩齿龈。还要注意补充钙质，以强化牙齿的支撑力，减少发炎机会，还应补充抗氧化剂如维生素 C、维生素 E 等。最重要的当然是增强个人抵抗力，养成良好的饮食、生活习惯，均衡营养，减轻工作压力，必要时可请中医师调理体质。

---

① 八珍汤：中医方剂名，为补益剂，具有益气补血之功效，由人参、白术、白茯苓、当归、川芎、白芍药、熟地黄、甘草组成。

若要有效防治牙周病，就必须把握早期发现、早期治疗的原则，即使治疗已告一段落，仍需定期追踪、保健，大意不得。因为牙周病的致病菌本来就存在于口腔内，随时会伺机而动、乘虚而入，若不注意，很快又会卷土重来。

胃食管逆流：一股酸味涌上心头

在食管末端与胃连接处有一圈环状的肌肉，就像橡皮筋一样隔开食管与胃，这就是"贲门"（见下图）。这个门只有在吞咽、打嗝及呕吐时才会打开。如果这个闸门平时关不紧，似盐酸般的胃酸便会逆流而上，让人感觉很不舒服，甚至可能造成伤害。这种情况在吃得比较饱且还没有完全消化就上床睡觉时最容易发生。往往睡到半夜，好梦正酣，却突然从胃部涌出一股酸水，直逼喉咙，因而被呛醒，从此辗转反侧，再也难以入眠。这就是胃食管逆流患者常有的痛苦体验。

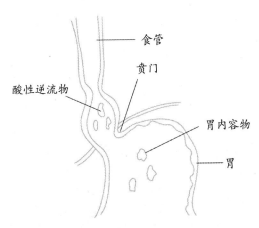

当环状的贲门打开时，胃中内容物就会反流入食道中

通常食物进到胃部以后，研磨 2～3 小时就可以排至十二指肠。如果往上逆流，则胃液所含的胃酸、消化酶、胆汁等会沿路侵蚀黏膜而造成伤害。随着波及的范围与程度的不同，可能有心口灼热、胸骨后疼痛、打嗝、反胃，甚至咽喉灼热感、声音嘶哑、吞咽困难、咳嗽等症状。

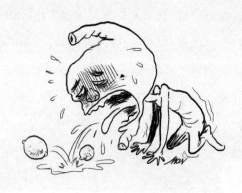

典型"火烧心"的感觉通常在饭后 30 分钟弯腰或躺下时会特别严重。肥胖或怀孕的人由于腹压增加也会使逆流的病情加重。这种胸部灼热感甚至会延展至下腭、肩膀及背部。

▶ 医案选读

四十来岁、身躯有点瘦小的张女士一走进诊间，刚坐定便掏出本子，详细说明病史，包括自己的情况（职业妇女）、先生所从事的职业及孩子多大等，接着以类似专家的口吻说明自己的症状与发作时间、看过的医师、诊断结果、用药、药效及副作用等等，详细的程度真是叫人咋舌。

　　滔滔不绝地叙述一遍之后，终于做了一个总结："我总共看过5位医师，其中4位的诊断是胃食管逆流，叶医师的看法如何？"

　　我还来不及回答，她又接着述说可能的病因："我有完美性格，凡事都希望做到最好；公司每天都有忙不完的工作，回到家还得做家事，既担心孩子的功课，又忧心先生的事业。"有点焦躁不安地说完之后，她的神情已略显疲态。显然她的病情是由于先天拘谨、放不开，加上后天环境的压力所造成的。也就是说，可能是因为个性急、求快又求好，就压缩自己的吃饭时间，狼吞虎咽吃完就开始工作，之后即上床睡觉。

　　趁着停顿的空档，我连忙说："没有错！应该就是这样！"

　　听到我这么说，她愣了约莫5秒钟，用不太信任的眼神看了一会儿。因为我没有打断她的话，也没有反驳，与她过去的经验不一样。好像我没有经过专业判断就附和她似的，过了一会儿才小声地问："那么这种病吃中药有效吗？吃多久才会好？"

　　我不待她长篇大论就直接回答："有效！大概两三周就可以改善，至于会不会痊愈，还得看你自己的造化。"

　　说完就开处方，以四逆散疏肝理气，再开了加少量清理肠胃热的葛根黄芩黄连汤，搭配旋覆花、代赭石等降逆止呕的药。我很快按下鼠标，结束"冗长"的诊治时间。

　　行医多年，我很少遇到花这么长的时间叙述病史的患者，但也因此了解，原来胃食管逆流与个性关系这么密切。患者看到我处方如此神速，不让她有发表高见的时间，不禁用半信半疑的眼神看了我3秒钟才离开。她可能认为我在敷衍了事吧！

想不到隔一周张女士依约回诊，但眼神完全不一样，一进诊间就兴高采烈地说："没想到中药这么有效，一个礼拜就有改善，哪需要两三周？"

我看她又要发表高见，赶快进一步解释："要治好病，不能全靠药物。生活习惯与饮食也要多加注意！不必事事求完美，神经放大条一点。能不能稍微放下就是上次所说的"造化"，如果一直紧张、执着，就不能怪"造化"弄人了！"

不知道她有没有听进去，总之患者没有再出现，我想应该是有效吧！

临床上发现，长期慢性咳嗽者除了容易鼻涕倒流、气喘之外，也可能出现胃食管逆流，慢性咳嗽患者的诱发率高达 40%。同样，胃食管逆流也会引发咳嗽，其原因据推测是胃酸刺激了迷走神经，引起食管、气管、支气管反射。

此外，胃食管逆流患者也常出现咽喉异物感、声音沙哑，需要清喉咙或短咳。还有部分咽喉痛、耳痛、牙龈炎、蛀牙、气喘、支气管炎、吸入性肺炎患者，其发病亦可能与胃食管逆流有关。

可能的原因有四种

随着饮食逐渐西化，国人罹患胃食管逆流的比例有上升的趋势，其成因可能与饮食、动作与生理特性有关，一般可归纳为四点：

下食管括约肌松弛

如常吃巧克力、薄荷、咖啡，或过量吸烟、饮酒，就可能影响贲门的张力，造成贲门松弛而致胃酸逆流。

腹部或胃内压力增高

怀孕、肥胖、弯腰、咳嗽、过于紧张，或摄取过多甜食及油腻、不易消化的食物，容易造成胃的排空时间延长，胃内压力升高，也可增加逆流的概率。

唾液分泌减少

老人或有烟瘾的人，因为消化道比较不敏感，也会无法有效抑制胃食管逆流。

食管病变

如罹患食管裂孔疝气、硬皮症等的患者，也易发生胃食管逆流。

必须说明的是，太胖或腹压增加固然容易使胃食管逆流，但太瘦者因位于胃和食管中间的括约肌只能靠韧带支撑，没有脂肪填补空隙，也一样容易逆流。此外，有些药物如抗胃肠痉挛剂、支气管扩张剂、镇定剂、止痛药、降血压药，甚至避孕药中的黄体酮，也可能导致胃食管逆流，患者必须多加注意。

小心胃食管逆流后遗症

胃食管逆流虽然没有即刻的危险性，但仍有引起上消化道大量出血的可能，若长期发病且不予治疗，还可能引起食管狭窄。甚至有研究指出，胃食管逆流患者食管癌的发生率约有 0.5%，会比一般人高出 30 ～ 40 倍。

患者症状的严重度可能与个人食管的敏感性有关，不一定和胃镜检查的结果一致。年纪大的人因为食管的知觉神经反应降低，所以在患病初期，症状通常不明显，一直要到病情严重时才会就医，因此造成上消化道出血的情形会比年轻人多。

胃食管逆流的西医治疗

西医的治疗主要是使用抑酸剂、组胺拮抗剂或质子泵抑制剂等药物，抑制及缓和胃酸，促进食管蠕动，帮助胃内容物排空。如果药物的治疗不理想，则必须考虑外科手术，例如贲门整型术、部分胃折叠术，或以腹腔镜进行下食管括约肌的迷你修补手术。

胃食管逆流的中医治疗

在中医治疗方面，有不少药方可供选择。例如有名的旋覆代赭汤，自古以来即是治疗打嗝、呕吐的重要方剂，有增强胃肠蠕动、提高下食管平滑肌张力和促进消化吸收能力的功效。橘皮竹茹汤①也同样有降逆止呕的效果；乌贝散、瓦楞子则是常用的抑酸剂；左金丸②除了抑酸之外，还能清热消炎、镇痛止呕；四逆散、柴胡疏肝散等疏肝和胃的方子，则能舒缓情绪，改善肠胃蠕动；必要时还

---

① 橘皮竹茹汤：中医方剂名，为理气剂，具有降逆止呃、益气清热之功效，由橘皮、竹茹、大枣、生姜、甘草、人参组成。
② 左金丸：中成药名，为清热剂，具有泻火、疏肝、和胃、止痛之功效。

可加上白芨以收敛止血、修复黏膜。

饮食生活注意事项

患者切忌大吃大喝，否则是自讨苦吃，讨不了什么便宜。以下食物应尽量避免：①刺激性的食物，包括酒、咖啡、奶茶、酸或辛辣的食物；②难消化的食物，如糯米类或太硬的食物；③会增加胃酸的食物，如甜食、稀饭、汽水、甜豆浆或面包等发酵的食物，以及西红柿、洋葱、菠萝、柑橘、香蕉和豆类等少数蔬果。

日常生活中应注意以下细节：①饭后勿大量喝汤汤水水，也别马上弯腰工作或趴着睡觉。②切忌在饱食之后用力解大便，便秘者宜尽早治疗。③衣着、腰带不可过紧。④要避免仰卧起坐、举重等会增加腹压的运动。⑤不可熬夜，就寝前3小时不宜进食，免得刺激胃酸分泌。⑥睡觉时不要用右侧卧睡姿，应将枕头垫高约15厘米，如此才能"高枕无忧"。

幽门螺杆菌感染：有那么严重吗？

自从 1938 年澳洲马歇尔医师从胃幽门部黏膜分离培养出螺杆菌后，许多的研究报告都证明，此菌和上消化道疾病有密切的关系，特别是消化性溃疡或胃癌。

由于幽门螺杆菌已成为众所皆知的致病菌，因此一旦到检验科或体检中心检查发现自己幽门螺杆菌血清抗体呈阳性，患者往往情绪大坏，寝食难安。

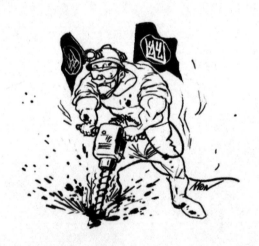

可能与消化系统溃疡及胃癌有关

因为幽门螺杆菌属于革兰氏阴性菌，除了出现在胃黏膜及其附近相关区域之外，也可在牙菌斑上找到。研究显示，幽门螺杆菌会分泌许多消化酶，破坏胃黏膜表皮细胞，吸引表皮细胞附近的白细胞、炎症相关细胞，引起胃黏膜发炎。受到幽门螺杆菌感染之后，大约90%以上的患者会发生慢性胃炎，另外10%可能罹患消化性溃疡；大约只有1%的人会因受到环境或遗传因素的影响，并因两者的共同作用而诱发胃癌。还有小部分的患者会出现特殊的胃淋巴瘤。

另外的研究发现，90%以上的十二指肠溃疡患者，70%～80%的胃溃疡患者，以及50%～60%的胃癌患者曾经感染过幽门螺杆菌，因此推测此菌可能在消化性溃疡及胃癌的发病过程中扮演了重要角色。

但即使体检发现幽门螺杆菌血清抗体阳性也不必太过紧张，亦无需大惊小怪，更不要被刻板印象所误导。据调查，在40岁以上的人群中，50%的人血清抗体都会呈阳性反应。虽然血清抗体是最方便的筛检法之一，但只能证明曾经被感染过，至于体内是否还有细菌存在、胃内的状况又如何是不能确定的。

虽然九成以上的幽门螺杆菌感染者会发生慢性胃炎，不过慢性胃炎与胃溃疡一样没有明显的症状，顶多只是恶心想吐、胃有轻微不适而已。唯一的不适是口中会出现一种特殊气味，这也成为幽门螺杆菌感染者的共同特征。

中西医各有治疗妙招

西医治疗

若因幽门螺杆菌感染诱发消化性溃疡，只要给予幽门螺杆菌抗菌疗法，大多可使溃疡的年复发率降到 5% 以下。至于胃炎患者，除非症状严重或胃黏膜出现大变化，否则不一定要治疗，只需进一步检查是否有胃炎、溃疡即可。

中医治疗

初步筛检发现，对幽门螺杆菌具有抑菌作用的中药有 30 余种，其中以黄芩、黄连、大黄、黄柏、桂枝、土茯苓、高良姜、元胡、三七、厚朴、乌梅等的作用最为明显。

药理研究显示，黄连的主要成分为小檗碱，除了能有效抑制幽门螺杆菌之外，还可对抗乙酰胆碱，具有解痉作用。而大黄能减少胃液分泌，降低胃游离酸及胃蛋白酶活性，有消除幽门螺杆菌的作用，进而减轻炎症程度，改善溃疡部的微循环，有利于溃疡愈合。三七粉则能改善胃黏膜循环，有缓解溃疡作用。不过这些药都必须在辨证施治的基础上给予合理的配伍组方，才能改善胃炎，促进溃疡愈合，减少复发。

在预防方面，目前已知幽门螺杆菌会经由粪便、饮水、食物或牙齿、唾液等途径传染，而且年龄越大、家中越拥挤、卫生环境越差者，其感染率越高。所以勤洗手、保持居家环境卫生是预防传染的不二法门。

消化性溃疡：现代文明病

现代人处于高度紧张、压力繁重的环境中，情绪不稳定，容易焦虑紧张；三餐无法定时定量，又常暴饮暴食；加上吸烟、饮酒危害，如果又长期服用止痛药、类固醇、抗生素等，消化性溃疡自然会悄悄上身。

▶ 医案选读

饶先生个性拘谨、要求完美，太太则生性乐天，大而化之，他为了能够兼顾家庭与事业，就在自家楼下开店。小孩放学后，他便上楼督促他们做功课，来来回回两边跑，家务、小孩的教育都一手包办而不以为苦。

他最重视小孩的教育，不但学校功课、补习班的作业都要看过一遍，有时甚至将英文单字输入计算机，打印单张以备背诵、抽考，还把《论语》《孟子》《大学》《中庸》制成卡带，让孩子睡前放来听……

最近几个月来，饶先生经常感觉左上腹有定点疼痛，尤其小孩不受教、让他气急败坏时更为明显。但他一直忍着没有去看医生，直到有一天发现大便如沥青般又黑又黏，整个马桶都是。他一看就头皮发麻，感到全身无力，眼前发黑，还不断冒冷汗，很怕就这样昏死过去。只好竭力喊叫老婆，赶快到医院挂急诊。

做了胃镜之后证实是胃溃疡出血，服了一些药，情况稳定之后就回家了。但他不想以西医西药治疗，更害怕开刀，因此当天晚上便来看诊。我二话不说，给予四逆散以舒肝和胃，稳定情绪。因为痛有定处，所以加丹参、五灵脂，再加地榆、槐花止血，并用乌贝散抑酸。

一周后复诊，饶先生表示大便已经正常，胃也不再痛了。我还是叮嘱他要放下，不必太在意小孩的功课，多学学老婆乐天知命的心态，以免宿疾复发。

容易紧张者较易发生消化性溃疡

消化性溃疡只发生在人类，动物身上很少见，而且都市居民多于乡村居民，脑力劳动者多于体力劳动者，尤其好发于神经质个性的人。这是因为精神压力导致大脑皮层功能紊乱，中枢神经协调作用失常，迷走神经兴奋性提高，以致胃酸分泌增加，黏膜血管痉挛，组织缺氧、抵抗力下降，最后在表面形成溃疡、出血与疼痛，还可能拉出黑便。患者以繁忙、紧张工作者居多，罹患率逐年增加。

其次，遗传、性别、年龄等体质因素也会影响消化性溃疡的发病。例如O型血型者的十二指肠溃疡发病率即比一般人高出40%；直系血亲有溃疡病史者，其发病率比一般人高3倍。

在性别方面，通常男多于女，多在青壮年事业繁忙时发作。此外，逆流性食管炎、慢性肺病、肝硬化、肾衰竭或尿毒症患者的罹患率较高。临床上发现，有些人习惯服用黑药丸止痛，或常吃止痛药，也成为诱发的特殊因素。

好发于天气冷时

就季节而言，以每年的深秋到冬春最容易发作。那是因为寒冷会刺激肾上腺及胃酸分泌，加上血管收缩，胃黏膜血流变差，消化道黏膜的自我保护能力因而减弱。而天气一变冷，人体对能量的需求相对增加，胃肠排空的速度也较快，若未按时进食，更容易引发溃疡。

如果喜欢在天冷的时候进补或享用辛辣食物，也会刺激胃酸大量分泌。中老年人的腰酸背痛、关节炎等老毛病因冷而诱发，必须服用止痛药以解除痛苦，但多数的止痛药都会抑制前列腺素分泌，使胃黏膜的血液循环变差，因而加重溃疡病情。

我们知道，正常的上消化道黏膜有良好的防御机制，以避免黏膜受到胃酸破坏（见下图），分泌黏液及碳酸氢盐、快速更新细胞

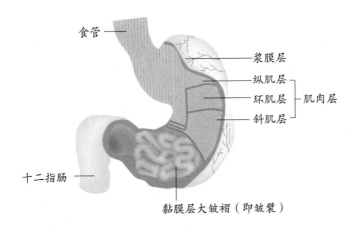

食管

浆膜层
纵肌层
环肌层 } 肌肉层
斜肌层

十二指肠

黏膜层大皱褶（即皱襞）

胃的解剖图

以及丰富的血流供应等。但若胃酸分泌过多或防御机制受到破坏，就会出现消化性溃疡。

胃溃疡与十二指肠溃疡不尽相同

消化性溃疡大部分发生在胃与十二指肠，研究发现，大约 10% 的人在其一生中出现过溃疡症状，只是严重程度不等而已。但严格讲起来，胃溃疡与十二指肠溃疡不同。

胃溃疡通常好发于 50 岁左右人群，患者的胃酸量及浓度多属正常，主要是由胃细胞的保护力变弱而诱发。疼痛症状常在饭后发作，痛处多偏在胃脘左侧，其中有 7% 左右的人最后转变成胃癌，必须小心追踪。

而十二指肠溃疡好发于 40 岁左右的壮年人，其胃酸量及浓度比正常值稍高，常在饭前发作，痛处多偏右侧，其发生率高达胃溃疡的 3 倍，主要因紧张、压力等因素诱发或加重症状。临床发现，大约 33% 的胃溃疡患者会续发十二指肠溃疡，如不妥善治疗，十二指肠溃疡容易引起肠穿孔，但变成癌症的概率很低。

消化性溃疡的主要症状

消化性溃疡的主要症状包括胃部烧灼感、闷痛、饥饿感，甚至有剧烈的上腹痛。少部分患者会感到恶心、反胃、食欲不振、吐酸水。严重的会发生黑便、吐血、腹膜炎、幽门阻塞，万一久烂不愈，也有癌变的可能。好在现今医药发达，中西医都能有效治疗。

治疗方法

西医治疗

西医治疗消化性溃疡的药物包括抑酸剂、黏膜覆盖剂、副交感神经抑制剂、组胺受体拮抗剂、质子泵抑制剂及前列腺素合成剂，若确定合并有幽门螺杆菌感染，则必须配合抗生素灭菌。

中医依症状及痛法辨证施治

中医治疗溃疡必须根据体质详细辨证，临床上通常分为五型。

（1）肝胃不和：情绪紧张，胃痛连及两胁，嗳气呃逆，因怒加重，可用四逆散或柴胡疏肝散来疏肝和胃。

（2）脾胃虚寒：隐隐作痛，喜温喜按，呕吐清涎，手脚冰冷，面黄乏力，可用黄芪建中汤或六君子汤来温健脾胃。

（3）寒热夹杂：胃胀想吐，灼热疼痛，喜暖喜按，肠鸣腹泻，吃得太冷、太热都会加重病情，可用半夏泻心汤①来治疗。

（4）胃阴不足：身体消瘦，口干唇燥，舌光而红，可用沙参麦冬饮②或益胃汤来滋养胃阴。

（5）瘀血犯胃：痛处固定，有如针刺，甚至有呕血、便血，

---

① 半夏泻心汤：中医方剂名，为和解剂，具有调和肝脾、寒热平调、消痞散结之功效，由半夏、黄连、黄芩、干姜、甘草、大枣、人参组成。
② 沙参麦冬饮：中医方剂名，具有甘寒生津、清养肺胃之功效，用于燥伤肺胃，津液亏损而见口渴咽干、或干咳少痰，舌红少苔，脉细数者。

可用失笑散①或膈下逐瘀汤②来活血化瘀。

此外，亦可根据胃痛的性质来进行治疗：

（1）胀痛：胃脘胀痛，痛处不定且连及胁肋，兼有紧张易怒、嗳气呃逆、嘈杂吐酸、口干口苦，可用四逆散或柴胡疏肝散来疏肝和胃。

（2）闷痛：呈隐隐的钝痛，手按、热敷或进食则痛减，兼有呕吐清涎、手脚冰冷、面黄乏力、大便拉稀，可用黄芪建中汤或六君子汤来温健脾胃。

（3）灼痛：胃脘隐隐灼热疼痛，兼有身体消瘦、口燥咽干、干呕呃逆、舌光而红，可用沙参麦冬饮或益胃汤来滋养胃阴。

（4）刺痛：痛处固定，有如针刺或刀割，甚至有呕血、便血，舌色紫暗或有瘀点，可用失笑散或膈下逐瘀汤来活血化瘀。

此外，如果黏膜已经破损，可斟酌使用黄芪、党参、白芨、川七等药，具有修补、保护黏膜的作用。黏膜发炎者可用黄芩、黄连、蒲公英；黏膜血流不足者，可用川七、丹参；黏液分泌不足者，可用生地、麦门冬、玄参。而乌贝散、左金丸则是抑制胃酸的常用配方。

总之，中医处方可以配合现代医理灵活运用。

---

① 失笑散：中医方剂名，为理血剂，具有活血祛瘀、散结止痛之功效，由五灵脂、蒲黄组成。
② 膈下逐瘀汤：中医方剂名，具有活血祛瘀、行气止痛之功效，由灵脂、当归、川芎、桃仁、丹皮、赤芍、乌药、玄胡索、甘草、香附、红花、枳壳组成。

遵守饮食宜忌并放松心情

溃疡常因饮食不当而加重，不可不慎。

宜

水果类可吃些能去皮去子、甜度低的水果，如木瓜、杨桃等。蔬菜类可选大白菜、菠菜等嫩而纤维少的品种。肉类以鲜嫩而无筋的瘦肉、鱼类较适合。淀粉类以五谷类及其制品为宜。

忌

不要吃菠萝、香蕉、荔枝、芒果、番石榴、桂圆等水果。蔬菜类如芹菜、竹笋、空心菜茎、青椒、洋葱等也不太适合。蛋白质类如蹄筋、熏腌肉、蚕豆、煎蛋等不宜多吃。淀粉类如糯米、糙米、番薯、芋头等亦不能多吃。其他如胡椒、辣椒、沙茶酱、咖喱、咖啡、浓茶、烟、酒、可乐、干果类、油炸品、太冰或太热的食物都应尽量避免。

吸烟不利于溃疡愈合

为什么吸烟会影响溃疡愈合呢？主要是因为吸烟会降低胰脏分泌碳酸氢盐的量，因而降低了十二指肠的碱性程度；会增加血清中的胃泌素分泌，会使幽门括约肌的压力减少，从而增加逆流入胃的液体数量。香烟中的尼古丁还会降低十二指肠的血流量，抑制前列腺素 E 的合成，增加幽门泌酸性壁细胞的数量。

咖啡因及酒精也要远离

咖啡、茶、可乐的咖啡因也会对胃壁有相当大的刺激及伤害，这些饮料进入胃部后会分解为水及气体，使胃壁膨胀，并促进胃酸分泌，加重溃疡症状而难以修复。

酒精除了刺激胃酸分泌外，还会直接伤害胃黏膜。食物太冷则会使胃黏膜血管收缩，发生缺血缺氧，造成胃肠痉挛而加重疼痛症状；太热则使血管扩张，加重出血症状。

此外，糙米及油炸食品容易延长胃内食物的停留时间，造成胃部膨胀，进而加剧胃酸分泌。牛奶虽能立即中和胃酸，但牛奶里的钙质也会刺激胃酸分泌，所以说喝牛奶可以缓解胃溃疡是得不偿失的。

放松心情很重要

生活方面，应随时保持轻松的心情，减少无谓的烦恼，避免紧张。生活要有规律，忌熬夜及过劳，并切实遵守用餐时间。用餐时要保持愉快的心情，细嚼慢咽。用餐后要稍微走动，不宜剧烈运动，亦不宜马上躺下来。最后注意不要随便服用消炎止痛药。

慢性胃炎:现代人的宿命?

现代人因为生活过于忙碌而"三餐不继",等到吃饭时又狼吞虎咽,加上经常交际应酬,吃香喝辣,胃黏膜长期受到摧残,慢慢地就出现了慢性胃炎。

饮食与药物为最主要原因

除了上述原因之外,常喝含碳酸或咖啡因的饮料,喝酒,吸烟,服用类固醇、退烧药、止痛剂、抗生素以及有些治疗糖尿病、高血压的药物都可能导致胃部慢性发炎。尤其是长期承受精神压力者,症状不仅不易痊愈,还可能雪上加霜。

近年的研究发现,幽门螺杆菌也可能与诱发慢性胃炎有关。幽门螺杆菌对健康的影响已在前面章节中细述,此处不再赘述。

分为浅表性胃炎和萎缩性胃炎两类

慢性胃炎通常根据胃黏膜的病理变化分成慢性浅表性胃炎和慢性萎缩性胃炎两种。慢性浅表性胃炎的典型症状为胃黏膜水肿、充血或糜烂、出血等,但腺体无明显异常,也不会影响到胃酸分泌。慢性萎缩性胃炎的胃黏膜多呈苍白或灰白色,皱襞平坦,黏膜层则变薄,胃腺体萎缩、减少或消失,胃酸分泌也逐渐减少。但腺体萎缩会造成不正常的腺体增生，浅表性胃炎也可能转变为萎缩性胃炎，这种情况常随年龄增长而增加。浅表性胃炎通常不会癌变，而少数的萎缩性胃炎（3%～5%）可能发展成胃癌。

慢性胃炎的症状与治疗

慢性胃炎最常见的症状莫过于胃痛，包括胀痛、刺痛、隐痛或灼痛等，这种情况多在进食后加重，有时这种胃部胀满感还会延及两胁，有的则出现嗳气、泛酸、恶心、食欲减退等，症状不一。也有人平常不太有感觉，很可能是在"吞胃镜"（做胃镜检查）之后，才发现有慢性胃炎。

中医的治疗方法

中医认为饮食和情绪因素是引发慢性胃炎的主因，例如常吃生冷、硬物，饮食过热，过食辛辣、油腻，暴饮暴食，烟酒过度等，都会伤及胃气。长期情绪不佳，忧思郁怒，则会肝气不舒，也易影响胃的正常功能。

诊治时，假如患者有胃痛、饱胀，口淡无味，喜热食而怕吃凉，则属"胃寒"证，可以用良附丸①加减来治疗。如果胃灼热疼痛、胃胀，饮食喜冷恶热，口干口苦，大便干硬，属于"胃火"，应以大黄黄连泻心汤②

---

① 良附丸：中成药名，具有温胃理气之功效，用于寒凝气滞，脘痛吐酸，胸腹胀满。
② 大黄黄连泻心汤：中医方剂名，主治热痞、口渴。

加减来治疗。假若胃部胀痛，胀到胁肋处，情绪变动则症状更明显，嗳气或排气后就比较舒服，这是"气滞"，可用柴胡疏肝散加减来治疗。

现代研究已经证实，黄连、黄芩等苦寒药有抑制幽门螺杆菌的功效；丹参可增加胃黏液屏障，抑制局部发炎；桑螵蛸、牡蛎等药可以抑酸；白芨可以保护受伤的胃黏膜，并促进肉芽组织的生长；四逆散则可以调整胃肠的蠕动。所以，只要运用得当，中药的确可以提供多元化的功效。

忌烟酒及辛辣刺激

胃炎患者不宜只服止痛药，否则无异于抱薪救火。因为止痛药会直接刺激、伤害胃黏膜，促使胃酸分泌，胃酸再进一步强烈刺激黏膜，因而加重胃炎。

胃炎患者也不可饮酒、吸烟，即使多喝啤酒也不行。因为正常人的胃黏膜能分泌一种叫前列腺素 E 的物质，具有调节胃酸的作用，可以保护胃黏膜，而过饮啤酒会抑制胃黏膜合成前列腺素 E。吸烟则会增加胃酸及胃泌素分泌，导致胃黏膜血液循环异常，降低胃黏膜的抵抗力。

患者最好以新鲜、营养、松软易于消化的食物为主。可多吃些卷心菜和牛奶，少吃芥末、胡椒、辣椒、大蒜、咖喱等刺激性食物。也不要吃太热或太冷的食物，太热会烫伤胃黏膜，太冷会使胃黏膜的血管收缩，从而缺血，不利于炎症的消退。细嚼慢咽可以使唾液充分分泌来帮忙消化，也可以减轻胃部研磨的负担。

胃下垂：纤瘦美人的烦恼

现代人的审美观与过去有很大不同，不论男女都以瘦高为美，实际上过分追求瘦高也不是好事，研究表明，瘦高者为胃下垂的好发人群，尤其是瘦长体形、肌肉松弛无力者，例如多产妇女。

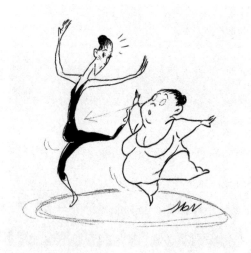

所谓"胃下垂"并不是指整个胃部的位置偏低、下垂，而是胃上端的位置正常，但下端的幽门降到肚脐以下（见下图），看起来像一个拉长的袋子。

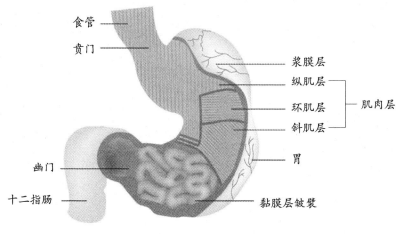

食管
贲门
浆膜层
纵肌层
环肌层
斜肌层
肌肉层
胃
幽门
十二指肠
黏膜层皱襞

胃的相关构造

▶ 医案选读

王小姐在一所明星高中任教，身材高挑纤细，将近170厘米的身高，体重才40多千克，是个标准的"衣架子"。但她是老师，不是时装模特儿，因此前来看诊，希望能再胖一点。

她说，多年来不管怎么吃都不会胖。更糟糕的是不能多吃，否则消化变得很慢，真的是"吃饱了撑着"，肚子胀胀的，很不舒服，要很久的时间才会消化掉。如果吃过饭就紧接着上课，情况就更糟了，因为紧张也会影响消化速度，所以只要有课就吃得很少。但如此一来，上完一整天的课之后会变得很累，好像消了气的皮球一般，没有元气。

把完脉后，我告诉她："应该是胃下垂，吃些药就会改善。"

不料一听到胃下垂，气质高雅的王老师显得有些惊讶，一双大眼睛骨碌骨碌地转，好像不相信这种结果似的。我只好安慰她："胃下垂不是什么大不了的毛病，放宽心情，吃一阵子药就可以改善了。"

于是开给她健脾益气的六君子汤，配合理气消胀的枳壳、厚朴，酌加神曲、麦芽等帮助消化吸收的药物。离开时，她的表情有些凝重。

一个多星期后回诊，刚进门就听到她说："叶医师的把脉功力真的很好，前几天我到大医院检查，喝一种白白的东西，照 X 线之后证明真的是胃下垂。"

我赶紧纠正她，诊断为胃下垂是根据症状描述及体型观察，综合之后再凭经验判断，绝对不是完全靠把脉，三指一搭什么病都知道。虽然脉诊可以知晓很多健康、疾病信息，但还是有局限性。有的人号称患者都不必说话，他一切脉就知道罹患子宫内膜异位、肾结石有几颗、肝脏已经硬化等等，被称为神医，其实无异于江湖郎中。

从此之后，王老师相当信赖我的处方，每个星期都来就诊。2 个多月后不适症状消失，体重也增加了 3 千克。老实说从外表看起来并没有丰腴多少，但区区 3 千克已经让她雀跃不已，毕竟这是多年来不曾有过的成绩。

胃下垂的原因与症状

胃下垂可由多种因素所致，例如长期饮食失调、劳倦过度或久病脾胃虚弱，使得中气下陷，胃膈韧带、胃肝韧带及腹壁肌肉松弛，无力撑托胃体而下垂。西医除了利用钡剂进行上消化道摄影之外，也可以通过胃镜做出正确诊断。中医通常依经验与症状诊治。

轻微胃下垂的临床症状并不明显，除非经常感觉到胃痛、腹胀、消化不良、嗳气、腹部重坠感，才需要去看医生。要是吃过东西以后比较不舒服，而且喜躺不喜站（站着不舒服，躺着较轻松），那就可能已有较明显的胃下垂现象了。如果再不改善，可能一劳累就觉得心烦、失眠、焦躁、心悸、眩晕，症状好像低血压一样，但人会变得消瘦乏力，甚至原本不相干的症状都会跑出来，此时一定要去寻医诊治。

从气虚下陷、饮邪内停等四个方向诊治

西医治疗胃下垂多以促进胃内容物排空的药为主，可以暂时缓和症状，但无特效药可以完全治愈。中医则将其归于"气虚下陷"范畴。

患者常面黄肌瘦且常感腹部胀满、隐隐作痛，身体困重，倦怠嗜卧，饮食无味，临床确诊之后，可用补中益气汤加减来治疗。

气虚者因气力不足以推动血循环，以致血流受阻，故可加莪术、川芎、桃仁、红花、生山楂等药治疗；若消化缓慢、胃的排空速度迟缓，或常听到胃中有咕噜咕噜的水声，代表"饮邪内停"，可用外台茯苓饮 ① 治疗；常感胃胀，尤其吃完东西以后更严重，兼见口苦、口酸且嗳气有食物酸臭味，则属于"食积内停"，可加入保

---

① 外台茯苓饮：中医方剂名，具有消痰气、令能食之功效，由茯苓、人参、白术、生姜、枳实、橘皮组成。

和丸治疗。

假如情绪障碍明显，例如烦躁易怒、焦虑紧张，导致腹胀胁痛、嗳气呃逆，此为肝气郁滞所致，应改用柴胡疏肝散加减治疗。

放松心情很重要

患者应改正不良姿势，可常做仰卧起坐、伏地挺身等运动，以加强腹肌力量。但不宜长时间站立或做过度激烈的运动。也不可暴饮暴食，最好少量多餐，少吃含糖、淀粉及纤维素多的食物。

此外，放松心情很重要，只要确定是胃下垂，则不用太担心，因为不会有什么严重的后遗症，只要利用中药调理，心宽体胖之后就可以不药而愈。

胃癌：早期发现才有治愈希望

胃恶性肿瘤包括腺癌、淋巴瘤及平滑肌肉瘤。由于九成以上的胃癌属于腺癌，因此若未特别说明，俗称的胃癌即指胃腺癌。

胃癌患者多集中于 60 ～ 70 岁的人群，但也有 40 岁以下的年轻患者。根据统计，29 岁以下的胃癌患者中，女性较男性多，大多没有感染幽门螺杆菌，发生原因不明。30 岁以上的病例则男性居多，且高达女性的 2 倍以上，又可检测出幽门螺杆菌感染。

▶ 医案选读

行医 20 多年，我诊治过许多老人家，我觉得那些由儿孙晚辈陪同来的患者最幸福，其次是有老伴相扶持的，现在最常见的是由保姆带来的，虽然不是很理想，但还算勉强及格。最让我觉得不舍的是自己搭出租车来，再步履蹒跚地走进诊间的。至于由义工推着轮椅而来的，我不禁会为他们孤寂的晚景感到唏嘘。

依照这个标准来看，张伯伯应该算是幸福的。初诊那天，儿孙和老伴都跟来了，六七个人挤在诊疗室，显得有点挤，又有点压迫感。首先由儿子叙述病情，其他人不时作补充说明，你一言我一语，可见大家都很关心老人家。

简单说，老先生已经断断续续胃痛一段时间，一吃东西就觉得上腹部胀满，刚开始以为是胃炎或消化不良，吃胃药后稍有改善。

吃饱没，放屁了吗？

最近疼痛加重，饿也痛，饱也痛，食欲不佳，有点消瘦，所以前来看诊。

一听完家人的描述，我不由地往最坏的方向想。最后开了点缓解症状的药，然后敦促他们赶快带患者去做胃镜。

几天后张伯伯的儿子打电话来，说检查之后确定为胃癌，必须开刀治疗，但张伯伯年事已高，家人担心他身体不堪负荷，因此询问能否以中药治疗。

我告诉他，只要主治医师有把握，还是尽早手术为佳，免得夜长梦多。开完刀再以中药调养比较保险。

过了几个星期，张伯伯果然再来就诊，人明显瘦了一圈。他说开过刀后已经不痛，但有嘈杂感，而且口干咽燥，大便干结，希望以中药调理。我看他舌头光红，没有一点舌苔，显然"胃阴不足"，于是处方麦门冬汤①加减，并建议采用煎剂，以免病重药轻。

调理了3个月左右，张伯伯的脸色总算比较红润了，体力也好了许多。家属除了感谢我的处方调养之外，更感谢我及早提醒，让他们能下决心选择手术切除病灶，张伯伯才能获得妥善治疗。

可能与营养失衡有关

胃癌的发病原因至今仍不十分清楚，可能与遗传、环境（暴露于放射线下）、幽门螺杆菌感染、恶性贫血或接受胃切除手术之后

---

① 麦门冬汤：中医方剂名，为治燥剂，具有清养肺胃、降逆下气之功效，由麦门冬、半夏、人参、甘草、粳米、大枣组成。

复发等都有关系。另外，A型血型者的胃癌发病率也比其他血型高，大约超过一半以上。

目前已知，胃病患者的胃癌发生率较其他人高，这就像毒蕈往往生长在有毒的土壤上一样，萎缩性胃炎、胃溃疡、慢性胃炎或胃部息肉，以后都有可能诱发胃癌。萎缩性胃炎可能破坏了胃的营养机制，胃溃疡则是因胃黏膜屏障被破坏的缘故，胃上皮息肉若大于2厘米，也可视为胃癌的前驱病灶。

就患者本身的因素而言，一般认为胃癌可能与营养失衡有关，比如偏好腌渍、烟熏、太咸的食物，都有可能诱发胃癌。研究者发现日本、冰岛、挪威等胃癌罹患率较高的地方，其居民就普遍偏好吃泡菜、咸鱼、咸肉、烟熏食物等。这是因为腌制食品中含有大量硝酸盐，在胃中很容易与胃酸、细菌产生反应，还原成亚硝酸，进一步形成亚硝酸化合物，成为诱发胃癌的重要物质。

因此建议大家尽量少吃上述食物，日常生活中应多吃鲜奶、柳橙汁、新鲜蔬果，特别是富含维生素C与β-胡萝卜素的食物，以降低胃癌诱发因子的破坏力。尤其维生素C可以抑制亚硝酸化合物的形成，每天都不可缺少。

通常以胃痛为主要症状

胃癌的临床表现很多，主要为上腹部不适、疼痛、呕吐、反胃、呕血、解黑便、体重减轻等。通常早期症状不明显，很容易与胃炎、消化不良、胃溃疡等病症相混淆，等到上腹部出现包块，全身出现恶病质时往往为时已晚。

胃癌的症状以胃痛最常见，大多痛在心窝部位，疼痛无规律性，进食也不能缓解。有的人会有食欲减退现象，尤其厌恶肉类。若开始出现恶心呕吐，表示癌肿已经造成幽门梗阻，由于食物在胃内停留较久，呕吐物常为隔夜宿食，呈腐败臭味。

癌组织不像正常胃黏膜具有抗胃酸的功能，若大量胃酸破坏癌组织，便可引起出血。早期胃癌即可出现出血，常表现为黑便；晚期出血量大，因此呕吐物中可见咖啡样血液。其他症状还有腹泻、便秘、贫血、乏力、低热等。如果摸到左锁骨上方淋巴结肿大，则要小心淋巴转移。

一般而言，若抽血检验发现癌胚抗原（CEA）浓度高于正常成人值（5mg/ml），就要小心。不过如果是癌细胞局限于胃黏膜及黏膜下层的早期胃癌，有时并没有症状，为求早期发现、早期治疗，只能靠定期检查得知。

治疗以手术后中医调养为上策

中医认为胃癌的病根是"痰毒"，虽然有不少中药具有抑制癌细胞的功效，如白花蛇舌草、半枝莲、石见穿、土贝母、龙葵、黄药子、全蝎、蜈蚣、露蜂房等，但单用的疗效还是比较有限，一旦确诊是胃癌，还是应尽早开刀治疗，术后再以中药调养为佳。

中医通常以几个方向来辨证论治：胃部胀满、疼痛、嗳气、想吐者，属于"肝胃不和"范围，可用逍遥散合旋覆花代赭汤加减来治疗。疲倦乏力、胃隐隐作痛、喜暖喜按、食入很久才吐出，且大便拉稀者，属于"脾胃虚寒"范围，可用黄芪建中汤或香砂六君子汤①加减来治疗。若胃部灼热痛，食后更痛，兼见嘈杂、口干、大便干者，则属于"胃阴虚"范围，可用麦门冬汤或一贯煎加减来治疗。如果胃痛剧烈，如针刺或刀割，痛点固定，大便色黑，则属于"瘀血阻络"，可用失笑散加减来治疗。

饮食宜清淡新鲜

除了服用中药治疗外，患者也应避免食用腌、咸、熏、腐、煎的食物，忌食长霉及含亚硝酸多的食品，并远离烟酒。饮食宜清淡，多吃含维生素C的食物，如蔬菜、水果、鲜肉、鲜蛋。

开刀后，胃本身容纳食物的空间必然变小，胃的蠕动能力也会减弱，胃酸分泌相对也会减少，对食物的消化、营养吸收的功能都会造成影响。因此，胃切除后胃酸反而显得特别珍贵，任何中和胃酸以及抑制胃酸分泌的药物都应慎用。如西药中的抑酸剂、某些抗生素，中药中的乌贼骨、牡蛎、瓦楞子等都应慎用。

手术后小心倾倒综合征

胃部分切除的患者有可能出现倾倒综合征，也就是吃下食物

---

① 香砂六君子汤：中医方剂名，具有益气健脾、行气化痰之功效，由党参、白术、茯苓、半夏、陈皮、广木香、砂仁、炙甘草组成。

10～15 分钟后，感到饱胀、脉搏加速、冒冷汗、眩晕及呕心、呕吐等不适。久而久之，患者会有体重减轻及营养不良的现象。

所以手术后患者应少食多餐。刚开始不要给予多量的糖类（如稀饭），应先给予少量高热能、高蛋白及适量脂肪的食物，以减缓胃排空的时间。要注意食物不要太热或太冷，汤类不要和正餐一起吃，应在两餐之间给予。不要吃纤维太多的食物，如较粗糙的蔬菜。

虽然胃癌的发生率正在逐年下降，但是中国每年因胃癌而死亡的人数仍有将近 50 万人之多，是十大癌症死亡率排名第二位。其实，只要早期诊断，胃癌几乎皆可治愈，即使是进行性胃癌，只要接受积极性的治疗，仍有一半机会可以长期存活。因此，千万不可讳疾忌医，以免丧失痊愈的大好机会。

大肠激躁症：屙不出，拉不停

大肠激躁症简称肠躁症，是一种肠子过动与不安的现代文明病。患者老是突如其来地肚子不舒服，一下子屙不出，一下子拉不停，吃遍了软便剂与止泻药，尝试了吃香蕉和番石榴的食疗方法，仍然无法有效改善。到医院验血、验大便、照 X 线、做大肠镜，折腾了半天，结果却是"没病"，只是大肠敏感而已，让人不知如何是好。

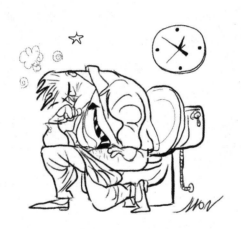

▶ 医案选读

小张担任一家公司的业务主管，为人风趣，外表抢眼，但其实他有一个不可告人的秘密，那就是已罹患大肠激躁症多年。最痛苦莫过于每次一到重要的业务谈判场合就发作，非得立刻去上厕所才可缓解，十分尴尬，吃了很多西药都没有办法改善。有一回他搭高铁到台北出差，发生了毕生难忘的窘境，让他终于下定决心好好治疗这多年的老毛病。

他说那天穿得西装革履搭高铁，一想到等一下要面临的大阵仗就不由地兴奋起来。结果老毛病又发作了，不得不去上厕所。没想到高铁的厕所很狭窄，马桶也很小。他怕不干净，只能站到马桶边上"在半空中作业"。车身不停摇晃，要好好瞄准并不容易。尤其大肠激躁症的特性是便意一来就马上"一泻千里"，一不小心就可能弄脏衣裤，何况还要担心从马桶边跌下来，真是吃尽苦头。

小张的叙说让我不禁想到玩俄罗斯方块游戏，游戏后期，速度越来越快，方块一直往下跌落，根本来不及叠好，很快就会碰到顶而没得玩。所以当他细数痛苦时，我几乎完全可以理解。

就中医而言，大肠激躁症属于"肝气犯脾"的范畴。中医所谓的"肝"，有一部分是指神经系统。当人的情绪不稳定、精神紧张时，肝的气机就不顺畅，从而干扰到消化系统的运作，出现腹部不舒服，进而发生水泻等情况。因此我给予处方痛泻要方加减，治疗了大约2个月之后，病情已有明显改善，最起码搭高铁不需要再有心理负担了。

其实就是大肠过度敏感

肠躁症的病例女性多于男性，比例约为3∶1，经期时症状更严重，30岁前后为初次发病的高峰。据估计，约有15%的成年人患有这种病。但此病真正的发生原因目前并不清楚，只知道可能与神经控制、消化酶、激素代谢、受体间的敏感或个人情绪特质等因素有关。尤其是完美主义者，若出现情绪压力，就很容易发作。另外，肠躁症还有遗传倾向。

这基本上是一种功能失调的慢性疾病，其大肠的生理结构并无异常，只是过度敏感。通常是在接受食物或压力等刺激时，因为反应过度，使得肠道肌肉痉挛，产生腹痛、腹胀、腹泻或便秘等症状。最常见的是急着要出门，偏偏肠子开始作怪，非得去上厕所不可。说也奇怪，只要没有压力，症状就不药而愈。另外，有些人只要一吃完饭就想上厕所，这也是肠躁症的一种，由胃－结肠反射所造成，胃一进食收缩，结肠就跟着收缩而有便意，也算是功能性障碍。

以左下腹部绞痛最常见

肠躁症的腹痛以绞痛居多，一般在解便之后症状就会缓解。疼痛的位置可能是到处痛，但通常以左下腹部最常见。因为右结肠由迷走神经控制，直肠由骶骨神经控制，左侧结肠则同时受这两套神经的控制，最为敏感，所以一般以左下腹疼痛最剧烈。

肠躁症的西医治疗

西医治疗肠躁症以症状控制为主，通常使用缓泻剂或止泻剂，可依症状短期使用。有时可使用平滑肌松弛剂，以缓解肠道痉挛，但是有视力不良、口干舌燥等副作用。有些患者甚至必须使用抗抑郁及抗焦虑制剂，才能舒缓紧张的情绪。

肠躁症的中医治疗

中医常将肠躁症分成三种证型来治疗，其中以"肝郁脾虚"最为多见，患者常胸口郁闷、嗳气，一有情绪压力就腹部胀痛、腹泻，可用"痛泻要方加减"来治疗。如果一紧张就腹痛，肠子咕噜咕噜叫，腹泻与便秘交替发作，大便有黏液又解不干净，则属于"寒热互结"，应以乌梅丸①加减来治疗。假如口干、腹胀、大便干且不易排出，则属于"阴虚肠燥"，可以用麻子仁丸②加减来治疗。

体重减轻者不是单纯肠躁症

值得注意的是，肠躁症虽然会影响生活质量，打乱生活步调，但体重并不会因此减轻多少，平日精神也会不错。万一有体重明显减轻、发热、贫血、大便带血、胃口不佳等症，就不是单纯的肠躁症了。尤其有大肠癌、大肠息肉的家族病史的患者，最好进一步检查，以免延误病情。

应留意饮食并调适心情

肠躁症患者应多摄食高纤维食物，例如全麦面包、高纤麦片粥、生菜沙拉、水果等。避免暴饮暴食，忌食木瓜、香蕉以及辛辣、油腻食物。咖啡、可乐和茶叶中所含的咖啡因以及香烟中的尼古丁都

---

① 乌梅丸：中成药名，具有缓肝调中、清上温下之功效。
② 麻子仁丸：中成药名，具有润肠泻热、行气通便之功效。

是肌肉刺激剂，会使肠道的肌肉过度兴奋，酒也会刺激肠胃，所以都应避免。甘蓝、花椰菜、萝卜、大头菜、玉米、地瓜、汽水、豆制品等食物由于容易产生气体引起腹胀，也不适合肠躁症患者食用。

患者只要懂得调适心情、减轻压力、适度运动，加上耐心的治疗，那么，拥有一种通体舒畅的快乐生活，应该不是梦想。

溃疡性结肠炎：小心演变成大肠癌

溃疡性结肠炎可不是一般的肠炎，其致病原因还不是很清楚，目前仅知道发炎的部位多在直肠及乙状结肠，也可能出现于整条大肠。患者女性略多于男性，好发于 20～50 岁人群，但也有到老年才发病的。

▶ 医案选读

三十几岁的余小姐因为严重腹泻（每天十几次），大便中夹杂黏液、脓血，腹部阵阵绞痛，加上食欲减退、体重急速下降而来就诊。她的病史真可以用"历尽沧桑、受尽折磨"来形容。

刚开始是断断续续的血便和拉肚子，起初以为是肠胃功能不好以及痔疮的关系，但吃了一段时间的西药并未改善，情况好像越来越严重，有时一天要拉一二十次，都是水便，体重也从六十几千克掉到五十几千克。亲朋好友都说她看起来面色萎黄，一脸憔悴，应该是生病了，劝她赶快到大医院检查。

检查结果证实为溃疡性结肠炎，而且直肠部分的黏膜已有溃烂现象。她知道事态严重，只好乖乖服用医院所开的药物，吃了几个星期之后，症状总算得到控制。但有一天她照镜子时忽然发现脸部变大了，好像有点水肿，自我怀疑是最近胃口太好，吃得太多而变胖了。后来有人提醒她，可能是类固醇的副作用。余小姐上网查询之后更加不安，决定改看中医试试。但她没有认识的中医师，只好从网络上搜寻，很快和一位自称经验丰富的中医师搭上线。

该医师一听到患者的怀疑（服用过量类固醇）之后，立刻把西医痛批一番，接着数落类固醇的坏处，最后再信誓旦旦地表示，只要给他6～8周的时间，一定可以治好余小姐的肠炎宿疾。不料2个月的疗程结束了，病非但没有治好，而且似乎有加重的趋势。每天还是腹泻十几次，大便还夹杂着黏液、脓血，而且腹部绞痛，食欲减退，体重急速下降。

我告诉她，这种情况可能是长期使用类固醇之后，突然停用所致的反弹，因此先开芍药汤①加减以缓解急性期症状，然后建议她找原来的主治医师，配合使用少量类固醇，或许可以更快地控制症状恶化。长期不当使用类固醇固然祸害无穷，但不可否认那是西药的"救命仙丹"，只要运用得当，其实不必视之如洪水猛兽。但缺点之一是不能立刻戒断，否则会有反弹效应。即使要改以中药治疗，也必须在医师掌控下慢慢停药才行。

就这样中西药配合应用几个星期之后，余小姐的病情终于得到了控制，不仅腹痛、腹泻改善了，食欲也变好了。更可喜的是，她终于摆脱了类固醇的恶梦。在治疗过程中，我渐渐提升以六君子汤或参苓白术散为主的药量比例，改以健脾益气的方式来巩固疗效。不过我也坦白告诉她，溃疡性结肠炎并非一般的肠炎，病情可能

---

① 芍药汤：中医方剂名，为清热剂，具有清脏腑热、清热燥湿、调气和血之功效，由芍药、槟郎、大黄、黄芩、黄连、当归、官桂、甘草、木香组成。

起起伏伏，绝对不能掉以轻心，必须要耐心治疗并调理体质才行，否则不要说 6～8 周，就算治疗 6～8 个月，也没有人敢打包票可以治愈。

以腹泻、腹痛为主要症状

顾名思义，溃疡性结肠炎是指结肠处发炎、溃疡，出现腹泻、腹痛症状。因为受到大肠黏膜发炎刺激，肠蠕动增加，又无法吸收水分，因而出现水样便；又因黏膜溃烂、出血，所以粪便中多夹杂黏液、脓血。

本病的真正发病原因不明，可能与精神刺激、过度劳累、饮食失调、受凉或受到继发感染有关。由于起病缓慢，患者往往不能准确记得发病日期，只知道一开始是腹泻，轻时每天三五次，严重时十几二十次。腹痛则多发生在左下腹及下腹部，常为阵发性痉挛性绞痛，以腹泻时最为显著，排便后绞痛缓解，转为持续性隐痛。有些患者还会出现厌食、里急后重、发热、贫血、关节炎、体重减轻等症状，甚至可能在左下腹摸到腊肠样条索状块状物，这是结肠增厚或痉挛所引起的。

常反复发作可能变成大肠癌

值得注意的是，溃疡性结肠炎的拉肚子、血便症状很容易被误认为为痔疮或肠胃炎而延误治疗，严重时可能导致大肠溃烂而需手术切除，甚至演变成败血症，有生命危险。而且溃疡性结肠炎患者将来发生大肠癌的概率更高达常人的 100 倍,绝不可轻视其严重性。比较保险的做法是急性期过后进行大肠镜检查,不但可以直接观察病灶,还可同时评估疾病的侵犯程度,以作周全的治疗。好在只要对症施治,溃疡性结肠炎缓解后通常可以不再反复发作。

注意西药类固醇的使用

西医的治疗除了抗生素、止泻剂、止痛剂、铁剂、维生素 B_{12} 之外,有时也会用到类固醇,但要注意用量与时间,因为长期使用后容易出现副作用,诸如月亮脸、水牛肩、全身水肿、消化道溃疡、免疫功能降低等。病情较严重的,应以静脉注射补充水分、电解质及营养,让肠道休养生息,病情才能缓解。

苦寒药物也不宜长期使用

中医治疗方面,发作期患者有腹痛腹泻、大便秽臭夹带脓血、里急后重、身热、肛门灼热等症状,此为"湿热内蕴",可用芍药汤或"葛根黄芩黄连汤加减"来治疗。

若兼有腹痛拒按,面色晦黯,舌紫或有瘀斑,则宜酌加行气活血药。不过必须小心,长期大剂量使用苦寒药物不仅不能提高疗效,反而会损伤脾胃阳气,使病情更加复杂。

慢性反复发作者如长期腹泻夹有脓血及黏液,腹痛隐隐,怕冷,手脚冰冷,食欲不振,腰膝酸软,则属"脾肾两虚",可用四神丸或理中汤加减来治疗。

生活减压，饮食清淡

不管在溃疡性结肠炎的发作期还是好转后，患者都应注意饮食调理，一般应以清淡、易消化的食物为主，遵照高热量、高蛋白、高纤维、低脂肪的原则，并少食多餐，以增加营养的摄取量。应避免油腻、辛辣食物及乳制品、可可、巧克力、柑橘果汁、酒、含碳酸饮料等，产气性或过冷过热的食物也不宜多吃。

此外，患者应保持心情舒畅，避免恼怒、郁闷和精神过度紧张；也不宜过劳或压力太大，如此才有利于病情早日好转，恢复健康。

肠粘连：手术后长期腹痛要小心

"肠粘连"是指腹部动了手术后，肠子表面不再光滑，在胃肠道、腹部脏器（见下图）和腹壁、腹膜之间，产生了一些结缔组织形成的纤维束带状结构，就像被厚重的蜘蛛网缠住一样，影响肠道的蠕动，因而出现腹胀、腹痛、呕吐、排便困难等腹部不适。这是许多曾经动过腹部手术患者的难言之痛，有的人可能一生深受其害，有些患者甚至悔不当初，会有"早知道就不要开刀"的想法。

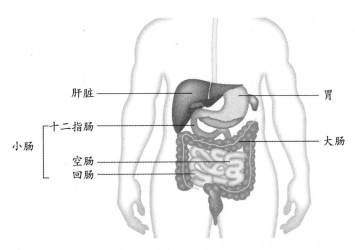

消化道全图

吃饱没，放屁了吗？

▶ 医案选读

郑女士年轻时一共动了4次腹部手术，包括3次剖腹生产，1次盲肠炎治疗，如今四十几岁了，常为腹痛所苦，感觉痛不欲生。

郑女士的问题在于腹胀、腹痛、大便不顺，肚子经常胀得圆滚滚的，好像快要撑破的气球一样。由于排便困难，她开始服用软便剂，希望排便后可以改善腹胀现象。不料非但效果不佳，肚子反而痛得要命，一阵阵绞痛实在让人无法忍受。这种情况通常要经过好几个小时才能稍微好转，有时候还会呕吐，无法进食，可以说"进出口"都出了问题。最后郑女士只好住院治疗，靠打点滴补充营养及水分，还插鼻胃管释放胃部压力，总共住院3天才稍微好转。

主治医师说，郑女士的情况是多次腹部手术后处理不当造成的肠粘连后遗症。但此时已不宜再度开刀分开粘连部分，因为肠子可能越动刀越容易粘连，以后若紧紧粘着不放，就好像不定时炸弹一样，随时都有可能引爆。迫不得已，她改用中医药治疗，希望解除如"天罗地网"般的肠道束缚。

郑女士愁容满面地详述了她的悲苦遭遇，我听了之后虽然很同情，但实在不敢跟她打包票，更不忍心回绝她，只好给她开了些中药做症状治疗，同时调理其体质，希望免疫力增强之后她的症状能够自行改善。因此开四逆散作为主方，以调整胃肠蠕动，减轻不定时的痉挛疼痛，再加少量的凉膈散，以通便、解肠胃热象，改善口干舌燥、心烦失眠的毛病。

至于粘连的纤维组织，我认为其应该属于中医"痰瘀互结"的范畴，因此再加浙贝、花粉、川七、桃仁等化痰浊、通瘀滞的中药，但是到底能够"溶解"多少粘连，我也没有多大把握，只能尽人事听天命而已。

所幸治疗一段时日之后，郑女士表示腹胀、腹痛的情况有所改善。我提醒她还应注意饮食及生活起居，尽量放松心情，以乐观的态度迎接未来，这样多少会有助于病情的改善。

多为妇科、肠道手术后遗症

如病例所示，肠粘连通常是妇科或肠道相关手术的后遗症，其他部位如胃部或胆道手术，则发生率较低，主要是因为肠子软而紧靠在一起，比较容易发生粘连。有时腹部肿瘤、放射线治疗或少数炎性疾病，也可能造成肠粘连。粘连的严重度与手术范围、时间、次数、部位有关，甚至与个人体质也有关系。粘连发生的时间则从手术后几天到十年、二十年都有可能。肠粘连临床表现也非常多样，随个体差异而有很大不同，有的没有症状，有的只有轻微胀痛或不定时闷痛，有的则时常绞痛，甚至痛到令人难以忍受。

再动手术可能使情况更糟

肠粘连的诊断通常从病史、症状着手，但最好还是用腹腔镜确认，必要时还可在镜检的同时以电灼治疗。但必须注意的是，除非有肠阻塞现象，否则不建议再贸然动手术分开粘连处，否则会让肠子粘连得更厉害。

吃饱没，放屁了吗？

药物治疗的种类不一，效果也比较有限，一般可用整肠药改善不适，必要时需给予止痛药缓解疼痛，作症状治疗。

发作期、缓解期治法不同

中医治疗以"通"为原则，因此发作期宜通里攻下，兼理气、活血为辅，缓解期则重在强健脾胃，预防复发。

发作时，腹部胀满或可见条索状隆起，腹痛阵阵，伴随恶心、呕吐，可用"木香槟榔丸加减"以行气通下。如果身热、口干、唇燥，表示属于热性体质，可加金银花、蒲公英等以清热解毒。若腹部怕冷、口不干、脸色青暗，则属寒性体质，可加吴茱萸、细辛等以温阳散寒。假如痛有定处、局部拒按，或可触及痛处包块，应酌加桃仁、川七等以活血祛瘀。

缓解期脸色苍白、气短乏力、胃口欠佳者，可以"香砂六君子汤加减"来健脾行气。若有口干、大便干结现象，可以五仁汤① 加减来润肠通便。

饮食宜高纤，平时多按摩

患者不可暴饮暴食，尽量摄取较柔软的高纤食物，例如将精致白米饭改为糙米饭，每天都要补充足够的水分。少吃易引起腹部不

① 五仁汤：中医方剂名，具有润肠通便之功效，由桃仁、杏仁、柏子仁、松子仁、郁子仁组成。

适的食物，如豆类、牛奶、乳制品等易产气，最好避免；多吃纤维较多且柔软的蔬果，如苹果、香蕉、菠萝、枣子、橘子、桃子、梨等水果，以及青花菜、胡萝卜、芹菜、玉米、高丽菜心、莴苣、菠菜、番茄、竹笋等蔬菜。

吃了高纤食物后容易胀气、腹泻者，建议等肠道蠕动与排便恢复正常后，再看情况调整饮食。此外，平时可常用热水淋浴肚脐周围，或用手掌以顺时针方向缓慢按摩腹部，或选择能放松肌肉的运动，如游泳、瑜珈、气功等，持之以恒都会有帮助。

大肠、直肠癌：早期治疗预后较佳

大肠的长度在 150 ～ 170 厘米之间，其中，直肠虽然只占大肠长度的 10%，但直肠癌在大肠癌中的比例却占将近五成，而且罹患率与死亡率逐年上升，死亡率已跃居中国十大癌症的第五位，成为癌症死亡的主要病因之一，值得特别关注，所以另立一节来讨论。其他如乙状结肠癌为 16% ～ 20%，降结肠约为 10%，其余 20% ～ 30% 则分布于横结肠或升结肠。

值得注意的是，由于医药水平的进步，目前大肠、直肠癌只要早期发现、早做治疗，大肠癌前期（亦即零期、第一期）的治愈率高达 95%，是所有消化道癌症中预后最好的一种，所以不要讳疾忌医。

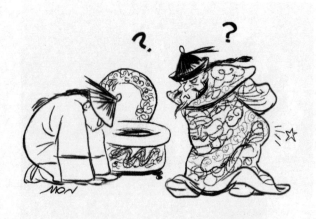

▶ 医案选读

有一天，杨女士忽然警觉到自己排便越来越困难，不但排出量又少又细，有时还会拉肚子。她想起姐姐前一年才死于大肠癌，心里大为紧张，赶紧到医院做详细检查。结果粪便潜血反应呈阳性，全大肠镜检则在距肛门口 25 厘米的乙状结肠处发现一颗 2.5 厘米的恶性肿瘤。这个噩耗有如晴天霹雳，全家顿时陷入愁云惨雾之中。

消息一传开，便陆续有人给杨女士介绍偏方、验方，如牛樟菇、天仙液等，还有自称深山来的治癌高手，甚至还有毛遂自荐、可以包治百病的赤脚仙。杨女士的女儿与我熟识，她很怕妈妈和家人在彷徨无助的情况下盲目相信偏方而受骗，特地打电话来询问意见。

我告诉她，大肠癌是所有癌症中预后最好的，只要及时发现，能开刀将病灶拿干净，存活率很高。所以建议先手术，再用中药调理，双管齐下，这样处理最为稳当。

杨小姐于是力排众议，让妈妈顺利开完刀、出院后再带来看诊。此时杨女士脸色蜡黄，毫无生气，腹部胀满而且隐隐作痛，胃口很差，大便也不通畅。我以柴胡疏肝散加神曲、麦芽等药来理气消胀，促进食欲。因为担心伤口发炎，还加了金银花、蒲公英等清热解毒药。此时因患者还很虚弱，故不予补益药物，以免助长体内的炎症反应。诊治几次之后，患者的胃口逐渐变好，腹胀、腹痛症状也有所改善，于是开给人参养荣汤以补气补血。

不消两个月，杨女士的模样已判若两人，每次来看诊都是笑容满面。她说："开心的时候要大声笑，不开心的时候要小声笑，伤

吃饱没，放屁了吗？

心难过的时候也要苦苦地笑一笑。"

我非常同意她的观点，相信以她的乐观态度，癌症预后状况一定十分良好。

爱吃肉又有家族史者为高危人群

依目前所知，70% 的大肠癌与环境因素有关，特别是饮食习惯，比如嗜吃高脂肪、低纤维食物，尤其是食用大量动物性脂肪、蛋白质、精碾的谷类，或者饮食中含有亚硝酸等，都可能提高大肠癌的罹患率。另外的 30% 与遗传因素有关，若家族中有人得大肠癌，或有"家族遗传性大肠息肉症"，那就要特别提高警觉。所以会不会患大肠癌，大部分的责任在个人，小部分归咎于遗传，当然与自然老化也有关系。

一般而言，大肠癌的发生率会随年龄增加而升高，从 40 ~ 50 岁开始，息肉或肿瘤就可能开始潜滋暗长，所以通常建议 50 岁以上的人要做大肠癌筛检，最好每年采集粪便做潜血反应检查，若呈阳性反应就要进一步做大肠镜检查。有患家族性大肠息肉症者，通常息肉从青春期之后就可能出现，而且到 35 ~ 45 岁时即陆续癌化，其癌变率超过 90%。但只要早期发现息肉，尽快切除，则患大肠癌的概率可以减少 78% ~ 90%。

如果长期患慢性全大肠溃疡性结肠炎，尤其长达 10 年以上者，最好定期检查，以便在早期发现癌变的黏膜细胞。

主要发生在大肠的下端

大肠癌大部分都出现在大肠下端，因为粪便停留在乙状结肠与直肠的时间特别久，其中残留了许多毒素与致癌物。尤其平时常吃低纤维、少水分食物者，粪便滞留在大肠的时间更易延长，结果毒素长期刺激肠道黏膜与肠壁，诱发恶性肿瘤的概率因而也相对增加。

仔细分辨症状并早做筛检

虽然大肠癌初期并无明显症状，但仔细分辨还是可以找到蛛丝马迹，观察自己的粪便就是最直接的方法之一。

一般而言，如果肿瘤位于左侧大肠或直肠，由于靠近肛门且管腔较窄，可能出现暗红色的血便，或大便习惯从一天一次逐渐增加为五六次，且有里急后重的现象。这类症状有时会被误以为是痔疮，因此发现血便之后要注意辨别究竟是痔疮还是大肠癌。通常痔疮的便血呈鲜红色，而且与大便完全分开；若大便带血的情况呈少量而间歇性，有时还出现类似柏油的黑便，那可能就是肠壁溃疡，粪便通过时造成刺激、流血，因系大肠癌无疑。

若肿瘤位于右侧大肠，由于管腔较大且粪便为液体状，其症状主要为粪便潜血、贫血、头晕乏力、食欲减退，或上腹出现类似胃痛的症状。如果患者有消化性溃疡病史，则很容易被当做溃疡来治疗，甚至以为是缺铁性贫血，从而延误了治疗时机。

七种征兆要特别小心

大肠癌早期通常无自觉症状，一旦有了症状，如血便、排便异常、腹部胀痛、贫血甚至触摸到肿块时，多半已是末期，治疗效果将大打折扣。因此当出现下列征兆时，就要警惕罹患大肠癌的可能性：

（1）大便带血，颜色为鲜红或暗褐色。

（2）大便习惯改变，如便秘及腹泻交替出现，有大便解不干净的感觉，或者里急后重，有便意却排不出来，或大便形状较以前细小，如铅笔状等。

（3）常常腹胀、腹痛，这可能表示肿瘤已长大至阻塞肠腔的程度。

（4）出现贫血症状，如头晕、走路会喘等。

（5）腹部可以摸得到肿块。

（6）不明原因的体重减轻。

（7）持续性疲劳。

一般而言，当肿瘤进展至肝、肺转移，或腹腔内局部器官侵犯时，则会出现体重减轻、恶病体质现象，若局部可触摸到肿块，就要赶快进行大肠癌筛检。

了解筛检的四种方法

大肠癌的筛检方法通常有四种：

（1）肛门指检：手伸到肛门里面查看有无肿块。

（2）粪便潜血反应检查：肉眼看不到的称为潜血，如果检查

3 次都是阳性，即应做进一步的检查。

（3）软式乙状结肠镜检：可检查到离肛门口 60 ～ 80 厘米的范围，而大部分的大肠癌会发生在这里。

（4）大肠镜检：检查最准确、最详细，涵盖的范围也最广。此外，还必须抽血定量血清癌胚抗原（CEA）浓度，作为肿瘤侵犯程度的指标。

手术治疗是主流

目前腹腔镜大肠切除手术已渐渐成为西医治疗的主流，其优点是伤口小、复原快、疼痛少，大大降低了患者手术后的不适，让患者可以提早出院。但对于一些无法切除的大肠癌，可在术前先做化疗和放疗 6 ～ 8 周，多数肿瘤会缩小，之后再行手术切除。

手术后，患者应每 3 个月定期追踪一次，每半年做一次肝脏超声及肺部 X 线检查，每年做一次大肠镜检，以预防局部复发或远程转移。

当然手术本身也会有后遗症，例如术后因大肠解剖状态改变，会有排便次数过多的情况。骨盆腔的自律神经可能在手术中受损，可能出现性功能及排尿功能障碍。最可怕的并发症是手术后肠吻合处愈合不良，引起隙漏，造成腹膜炎及败血症，患者可能因而死亡。

多管齐下的效果较佳

中医认为大肠癌乃寒温失节，外邪入侵客于肠道；或恣食肥腻厚味，或误食不洁之物，损伤脾胃，湿热邪毒流注大肠；或忧思抑郁而致气机不畅，湿热邪毒乘虚而入，浸注肠道，淤滞凝结而成。

中医古籍早有记载

中医类似大肠癌的记载散见于"肠覃""脏毒""积聚""肠癖"及"肠风"等疾病中。清朝王洪绪《外科全生集》所谓的翻花起肛，即"溃久不敛，必至翻花起肛坚硬"，应该相当于末端直肠癌。

《诸病源候论》则提出了肠癌的清热解毒治则，称直肠癌为脏毒并认为"脏毒，专由大肠血热，或平素喜吃辛燥煎烤之物而成病，生在肛门内大肠尽处，往往溃烂至肛门外，治法大约与肠痈相仿，而主药必以忍冬藤、麦冬为主，并多加地榆、蒲黄庶几有瘳。"

大肠癌的早期症状多不明显，此时宜根据病机特点，用健脾、理气、除湿的方法治疗，如"参苓白术散合三仁汤①加减"，可以增强抵抗力，又有延缓癌变的作用。常用的中草药有薏苡仁、黄柏、土茯苓、蜂房、苦参、山豆根、白花蛇舌草、夏枯草、半枝莲等，都有对抗癌细胞的作用。

到了中期，正是癌细胞迅速发展的阶段，正气尚未大衰，邪气正盛，表现为湿热瘀毒所致的种种症状，如腹痛腹胀、腹部肿块、

① 三仁汤：中医方剂名，为祛湿剂，具有宣畅气机、清利湿热之功效。

腹泻、里急后重、便有脓血黏液、食欲不振，可用白头翁汤① 合地榆槐角汤② 加减来清泻湿热、化瘀导滞。

一旦进入晚期，正气衰败或已做过手术、化疗、电疗等处理，出现头晕、咽干、腰酸、夜间盗汗、烦躁等肝肾阴虚症状，则应以一贯煎或知柏地黄丸加减来治疗；若气血两虚，身体十分虚弱，面色苍白、头晕、四肢发麻、腹胀、消瘦、动则汗出、自觉低热，则应以人参养荣汤③ 加减来治疗。

改善饮食内容为防治关键

大肠癌与饮食西化有关，因此平日要摄取足量的纤维，保持大便通畅，少吃高脂肪、高胆固醇食物。脂肪的食用量每天最好不超过总热量的 30%，至于日常的高纤食品，首推新鲜蔬果，尤其要多进食富含维生素 A、维生素 C、维生素 E 的食物。

此外，国外有报告指出，女性停经后罹患结肠癌的概率会增加，第一次怀孕就流产者发生大肠直肠癌的概率也较高，因此怀疑其发病与性激素有关。再者，胆囊切除者也要小心防范大肠癌，特别是右侧的大肠癌，这可能与胆汁的代谢改变有关。

---

① 白头翁汤：中医方剂名，为清热剂，具有清热解毒、凉血止痢之功效，由白头翁、黄连、黄柏、秦皮组成。
② 地榆槐角汤：中医方剂名，具有清肠凉血的功效，由地榆、槐角、白芍药、栀子、枳壳、黄芩、荆芥组成。
③ 人参养荣汤：中医方剂名，主治脾肺气虚、荣血不足，由人参、白术、茯苓、甘草、陈皮、黄芪、当归、白芍、熟地黄、五味子、桂心、远志组成。

痔疮：常人的难言之隐

俗话所说的"十男九痔"虽然言过其实，却也道出了痔疮患者的普遍性，尤其是 50 岁以上的人，几乎有一半以上患过痔疮。痔疮也不是男人的专利，其实这种难言之隐疾男女都有。

▶ 医案选读

余小姐来看诊时虽然未施半点脂粉，顾盼间却依然显得风姿绰约，清新脱俗。也许是女性又有难言之隐，余小姐显得有点冷漠，问诊时也回答得很简短，有如"冰山美人"一般。我只知道她已结婚，但还在读硕士，不仅白天要上班，晚上还要赶写硕士论文。

初诊时，她表示已经好几天没有好好睡觉，主要是每天上厕所都不顺畅。原来只是排便量少、不顺畅，而且感觉肛门附近好像有东西凸出来，但不是大便。后来有一天早上起床去上厕所时，稍微用力就感觉不对劲，一看马桶里面已呈红色，卫生纸上也一样，她算算日子，月经还早，吓得赶快来看诊。

我告诉她可能是痔疮发作，好好治疗应该没有问题。因此首先以清肠胃热的葛根芩连汤为主方，配合四逆散及大黄，加上地榆、槐花、仙鹤草以止血。使用少量大黄是为了让排便顺畅，四逆散可以舒肝和胃，更可以防范大黄引起肠绞痛的副作用。

回诊时余小姐表示，痔疮已不痛、不流血了，只是凸出来的部分还在。我告诉她晚上可以用大脸盆盛热水，每天坐浴5分钟，可以好得更快。另外建议"为了避免用力时痔疮又跑出来，也许可以请先生帮忙！"

说完见她闷声不响，本想结束谈话。不料她突然提高音量道："我先生那个人不用提了，要他帮忙简直是脱裤子放屁，多此一举！他甚至是放完屁都不想穿回裤子！那种人是靠不住的。"

想不到心目中的冰山美人会口无遮拦地吐露内心的不悦，看来痔疮这个难言之隐再加老公的置身事外真的把她惹火了。俗话说的"痔疮不是病，却麻烦得要命"真是有道理啊！

便秘可能是主要原因

现代医学研究认为，痔疮可能是人类进化为直立行走所付出的代价之一。因为直立的人体受到地心引力的影响，血液要由肛门往上回流至心脏，难度比较高，加上肛门静脉没有防止血液逆流的瓣膜，更容易受到外来因素的影响，从而造成肛门部位的静脉血管充血、膨大而形成痔疮（见下图）。

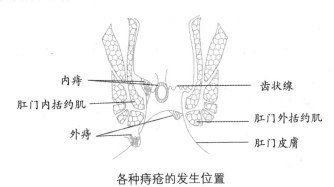

内痔　　　　　　　　　　　　　齿状线
肛门内括约肌　　　　　　　　　肛门外括约肌
外痔　　　　　　　　　　　　　肛门皮肤

各种痔疮的发生位置

痔疮的形成，可能与肛门长期用力不当，使肛门管黏膜下层的静脉发生曲张有关。也就是说，由于肛门黏膜承受的张力太大，久而久之，便合并黏膜以及肛门周围皮肤脱垂。至于肛门用力不当的原因，最常见的是慢性便秘或腹泻；其次是孕妇的下半身受到胎儿压迫，阻碍了血液循环。当然个人的先天体质与激素因素或者后天疾病的影响，如肝硬化、心脏病、慢性咳嗽、骨盆腔肿瘤等，都会增加腹压，导致痔疮的形成。

分为内痔与外痔

痔疮分为外痔及内痔两种，其区分以齿状线为界线，齿状线之内的是内痔，之外的才是外痔。其常见症状为出血、疼痛、大便后擦不干净等，有时候因脱出的痔疮凹凸不平，以致清洁不易，久而久之刺激周围皮肤，还可能造成肛门瘙痒。至于一般所说的"脱肛"，是指内痔脱出，而不是外痔。

由于内痔处无痛觉神经，所以不觉得痛，只是出血或直肠部位有灼热感，感觉不适。外痔则以疼痛为主，尤其是出血形成血块堆积时更是疼痛难忍，往往让人坐立不安。若不予治疗且长期出血，则可能导致贫血，持续的痔疮肿胀还可能引起组织坏死。

值得注意的是，有些痔疮症状可能是严重肠道疾病的先兆，如大肠直肠癌或肿瘤溃疡出血引起的症状，所以不容忽视。

中西医治疗方式有很大不同

西医治疗

西医主张改善排便习惯以防治痔疮，尤其要多补充水分、常吃高纤维食物以防治便秘，必要时可给予软便剂，或给予消肿药物以改善症状。

至于慢性腹泻引起的痔疮，则应给予止泻剂。有时也给予具有消炎、止痒、止痛、收敛与润滑作用的药膏和塞剂，以有效缓解症状。较积极的外科处理原则为注射硬化剂，采用橡皮筋结扎、冷冻疗法、电灼或激光疗法，甚至手术切除等。

中医治疗

中医早有防治痔疮的文献，例如《丹溪心法》所说："痔者皆因脏腑本虚，外伤风湿，内蕴热毒……以致气血下坠结聚肛门，宿滞不散而冲突为痔也。"认为痔疮是由风、湿、燥、热诸邪侵犯，所谓"肿者湿也，痛者火也，痒者风也，闭结者燥也"，另外忧思过度、暴怒急躁或饮食、生活失调，均易使人体气血不调，经络阻滞，瘀血、浊气下注肛门，从而造成痔疮。

中医治疗痔疮多以黄芩、黄连、黄柏、蒲公英等消炎药消除患处的发炎、肿胀；用大黄、芒硝、桃仁、火麻仁等促进肠胃蠕动，润肠通便；用仙鹤草、地榆、槐花等止血。病久而气血亏损、贫血虚弱者，则用补中益气汤或四物汤等来调养身体。至于其他病因导致的骨盆腔血液循环障碍，除了可以当归、柴胡、升麻等加以改善之外，还可作针对性治疗。

吃饱没，放屁了吗？

由此可知，一帖中医处方即具有多元效应，而且应面面俱到。

中医可分成四种治疗类型

《东垣十书》记载"治痔漏大法以泻火、凉血、除湿、润燥为主"，简单扼要地指出了中医治疗痔疮的方法。但临床上总需依患者的实际病况来用药，必须丝丝入扣，方能恰到好处，常见的类型约有以下几种：

燥热型

典型症状为肛门肿痛、大便秘结或硬如羊屎，便时滴血或喷血，兼有口干舌燥、心烦头昏、腹胀不适等症。而且只要一吃上火食物，病情马上加重。此型可用凉血通解汤 ① 加减来润燥、凉血、清热。

湿热型

主要症状为肛门肿胀、灼热，甚至糜烂流脓，常有便意但排不顺畅，大便时痔疮脱出、滴血，并有腹胀、胃口差、全身困倦等不舒服感，而且只要过食油腻或辛辣食物，特别是饮酒助其湿热为患，症状就会恶化。可用赤小豆当归散 ② 加减来清热利湿。

---

① 凉血通解汤：中医方剂名。
② 赤小豆当归散：中医方剂名，具有清热利湿、和营解毒之功效，由赤小豆、当归组成。

瘀结型

内外痔块混合肿大，紫暗色或发黑，肛门坠痛，大便排出困难或不易排净，伴有腹胀、舌色紫暗，多由久坐久站、负重远行、妇女妊娠后子宫压迫直肠肛门，导致循环不佳、气血停滞而诱发。可用桃核承气汤 ① 加减来消肿化瘀。

气虚型

排便时痔疮脱出，便后需用手推回，出血时出时止，兼见肛门下坠感、解便无力、面色苍白、身体虚弱、疲倦乏力。此型多因长期出血伤及气血，久泻久痢损及脾胃，或房事过度耗其肾气，或由于年老体弱、中气不足所致。可用补中益气汤加减来益气养血、固摄脾肾。

主要由饮食、行为不当引起

痔疮的诱发原因已如上述，但归根结底还是生活习惯不良所致。例如现代人爱美，为了刻意制造线条美，每天穿束裤或是用裤带把腰腹勒得死紧，这样不但影响肠胃蠕动，也妨碍腹腔和肛门的血液循环，以致痔静脉瘀血、大便秘结，因而诱发痔疮。此外，工作压力大、应酬太多、暴饮暴食撑大肚子，也会增加腹腔压力，导致痔静脉的血液回流不顺。很多人都有类似的经验：只要前一天畅快淋漓吃一顿麻辣锅，隔日解便即有"火烧屁股"之感，除了肛门灼热

---

① 桃核承气汤：中医方剂名，为理血剂，具有逐瘀泻热之功效，由桃仁、大黄、桂枝、芒硝组成。

之外，还可能出血。

有时工作忙，一时忘记或刻意抑制排便，也会使直肠对粪便的压力刺激无动于衷，粪便留在肠内，水分不断被吸收，越来越干硬，排出时不得不用力加压，造成痔静脉瘀血，使病情严重化。

积极防治可免后顾之忧

防治痔疮之道应从饮食与行为改善做起。

饮食方面要避免上火食物，如辛辣食物、油炸食物、花生、咖啡、酒精及不易嚼碎的食物等；服用补药也得慎重，如人参、鹿茸、肉桂、桂圆、四物、八珍、十全大补等均属禁忌。可多吃蔬菜、水果（但荔枝、桂圆、芒果、榴莲等属于热性食物，应避免）、蜂蜜、牛奶，应多喝开水。

行为方面，痔疮患者排便宜速战速决，不要久蹲马桶阅读书报，以免痔疮因此"坐大"。便后还应避免用力擦拭、刺激肛门，若能实时施行温水坐浴，促进肛门血液循环，还可放松肛门括约肌，缓解疼痛。此外，需避免熬夜或久站、久坐、久蹲，以减少肛门局部充血。还要常做适度运动，包括肛门的收缩、放松训练等，对痔疮均有防治效果。

当然最重要的还是积极治疗。痔疮患者刚开始时总是抱着鸵鸟心态，不予理睬，有的则是羞于启齿，或以病小而不为。为了避免"以屁股对人"的尴尬，干脆自己购买成药或偏方，非等到病情严重时才看医生。其实肛门病变不是只有痔疮而已，如不好好治疗，还可能因此脱肛，出现直肠息肉，甚至演变成恐怖的直肠癌。所以一定要有防患未然的意识，并且要适当治疗与日常保养双管齐下，才能无后顾之忧。

第 三 章

不能耽搁的
肝胆疾病

中国约有9000多万乙型肝炎携带者，400多万慢性丙型肝炎患者，若再加上药物性肝炎、酒精性肝炎等患者，数目足以令人闻肝病而色变。肝炎若迁延不愈，久了之后可能转变成肝硬化，肝硬化则可能转变成肝癌，其概率为每年大约5%，这就是肝病恶化三步曲。如何及早防范与治疗肝病，已经是刻不容缓的课题。

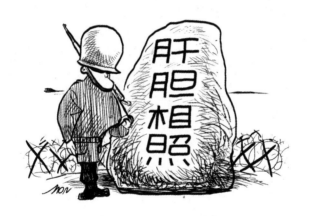

当心脂肪肝：肥胖不是福

如果做腹部超声检查时被诊断出"脂肪肝"，你会怎么办？很多人会忧心忡忡，因为大家都说"脂肪肝为肝硬化、肝癌的前身"。那究竟什么是脂肪肝？脂肪肝真的有那么严重吗？

所谓脂肪肝，是指肝细胞内有脂肪堆积，也就是俗称的"粉肝"或"肝包油"。据估计，中国城市居民中大约15%有或轻或重的脂肪肝，40岁以上者的罹患率更高达28%，可见脂肪肝的发病极为普遍。由于八成以上的脂肪肝没有严重不适感，故而常被忽略。

脂肪肝虽然不是什么大病，却意味着患者健康已亮起红灯，是身体已潜藏不良状况的警报，还是要早做防范。

▶ 医案选读

四十几岁的高先生长得圆滚滚，一副福态模样，咧着嘴笑时真的有点像弥勒佛。最近因为常口干口苦、小便较黄、全身倦怠、无精打采而来看诊。

他说之前公司例行性健康检查，发现他的肝功能指数谷草转氨酶（AST）和谷丙转氨酶（ALT）分别为54和83，但没有乙型肝炎或丙型肝炎。当时医生并没有说明这些数字究竟代表什么意义，他怀疑是最近经常熬夜、喝酒的缘故，再不然就是工作压力太大了。

我把脉之后告诉他："应该是脂肪肝，熬夜、饮酒、过劳只是雪上加霜的因素。"接着开了龙胆泻肝汤以清理肝经湿热，酌加山楂、决明子等以清除脂肪。

不料他听了以后大感紧张，担心自己会不会变成肝硬化或肝癌，我告诉他没有这么严重，不过建议他去做一下超声检查，确定之后再做进一步治疗。

隔周回诊时，高先生说："叶医师，您的把脉功力真的很厉害，超声检查证实我有脂肪肝，而且已经在中度以上，必须小心。"

我纠正他说："脂肪肝的诊断必须借助超声检查，不能只靠把脉来决定。"坦白说从他那肥胖的长相，以及之前偏高的肝功能指数，已经可以推测为脂肪肝，应该八九不离十。一般而言，脂肪肝患者的 AST、ALT 值会偏高，但很少超过100。

服药一个月后再去检查，高先生的肝功能指数已趋近正常，不过我还是提醒他，脂肪肝不可能那么快消除，因为冰冻三尺非一日之寒，以后还是必须保持饮食清淡，多运动，再配合药物调理才能慢慢改善。

肥胖为脂肪肝主因

引起脂肪肝的原因很多，如肥胖、血脂过高、糖尿病、长期酗酒或服用类固醇等药物引起的中毒，甚至急慢性肝炎等都可能诱发，其中以肥胖最常见。现在大家生活水平提高，大家普遍摄取热量过多，所以因过度肥胖引发的脂肪肝患者也越来越多。过多的脂肪会堆积在肝脏、心脏、血管中，成为动脉硬化的原因。防治的方法还是改变饮食习惯、调整生活状态，同时做全方位的诊断与治疗。

中医认为脂肪肝是痰、瘀积聚在肝脏的结果。所谓的痰、瘀，并不是狭义的咳痰或瘀血，而是指湿、浊等病理性代谢产物长期停滞于组织器官，导致秽浊蕴结，气血停滞，正常生理功能难以运行从而致病，此即古人所说的"肥人多痰湿"，也是肥胖者多脂肪肝的最好说明。

中医治疗脂肪肝多从三个方向处理

第一要疏畅肝气

患者常感情绪欠佳，觉得胸口郁闷，右胁下的肝区也觉闷痛，且容易腹胀，此即肝气郁滞的表现，可以用柴胡疏肝散加减来调畅肝气。一旦肝气顺畅，气血流通，痰瘀秽浊自然不易停留。

第二要祛湿清热

笔者所在的台湾地区属于亚热带海岛型气候，普遍嗜食生冷瓜果、煎炸食物，所以患者多少都有"湿热"的体质。尤其是肝病患者，由于有"湿"，所以感觉疲倦、头晕、胸闷、胃胀、食欲不振；由于有"热"，所以口干口苦、失眠多梦、烦躁易怒、小便很黄，甚至出现便秘等"肝火大"症状。这些都可以用甘露消毒丹[①]加减来

---

① 甘露消毒丹：中医方剂名，为祛湿剂，具有利湿化浊、清热解毒之功效，由飞滑石、淡黄芩、绵茵陈、石菖蒲、川贝母、木通、藿香、连翘、白蔻仁、薄荷、射干组成。

调整体质。

第三要除痰化瘀

湿聚日久，乃化为痰，终致血脉不通，所以消除脂肪肝症结的根本之道就在于清除痰瘀，可用导痰汤、膈下逐瘀汤。此外，像茵陈蒿、泽泻、山楂、决明子、大黄等，也都证明有清除脂肪的作用，可随证加减。

上述治法只是大要，由于患者的体质各异，临床上需使力、琢磨之处自不相同，中医之可贵就在于把人当成一个活的有机体，用药总是多方考虑，因人而异，加减变通，灵活运用，所以效用长久。

注意减肥和饮食控制

除了与医师配合治疗之外，患者本身也要注意饮食控制，最好减肥、戒酒，同时多关注血糖、血脂肪的状况，唯有双管齐下才是治本之道。

乙型肝炎：正确认识乙肝很重要

　　肝病猖獗，令人怵目惊心，其中尤以乙型肝炎最为严重，若未细心照顾，日后发展为肝硬化、肝癌的概率将大大增加。现阶段中西医治疗的优缺点及极限到底如何，相信是众多的乙肝患者最想了解的。

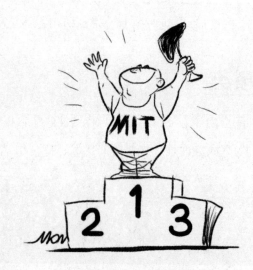

▶ 医案选读

　　李女士从小就是乙型肝炎病毒携带者，应该是母婴垂直感染所致。虽然这不是她的错，但阴霾始终挥之不去，尤其肝功能指数AST、ALT时常高低起伏，让她总是提心吊胆，闷闷不乐。后来她开始慢慢出现倦怠感，食欲变差，还有胃胀、口干、小便变黄等现象，夜里也睡得不安稳。到医院检查才发现肝功能指数已升到四百多，是典型的"慢性肝炎急性发作"。

她听从医师的建议，进行干扰素治疗。不过打了两次之后就因为受不了副作用而打退堂鼓。后经朋友介绍前来就诊。我开了甘露消毒丹以清利湿热，配合四逆散来舒肝和胃，建议她喝水药，效果会比较好，先吃两个月再来复检。

不过她很心急，一个月不到就迫不及待地去检查了。结果发现肝功能指数已降到一百以内，她希望不要再喝水药，因为很麻烦，而且先生也受不了煎药时到处弥漫的药味。并且她先生怕被传染到乙型肝炎，总是对她"敬而远之"、相敬如"冰"，好久没有"夫妻之实"。

这么敏感的问题让我一时之间也不知如何反应才好。事实上肝炎感染率这么高，即使不是携带者也已经有了抗体，何况医界已经研究证实，乙型肝炎几乎不会通过夫妻间的性行为传染，大可放心。我还以"同理心"安慰道："像我们夫妻也是白天各忙各的，一天里讲不上几句话。晚上回家都已经很累了，也是各睡各的。"

也许是这个"同理心"发挥效用，她竟然脱口而出说："真的还是假的？医生也这么惨喔？"接着露出这一两个月来少见的笑容。只要同理心具有心灵治疗效果，"真的还是假的"也不是那么重要。

吃饱没，放屁了吗?

e 抗原阳性者较易罹患肝癌

中国的乙型肝炎病毒携带率很高，平均每 10 人就有 1 个。根据最新的一项大规模研究发现，若乙肝病毒携带者体内的核心抗原（e 抗原）为阴性，其罹患肝癌的概率为一般人的 9.6 倍；若 e 抗原为阳性，其肝癌罹患率更高达 60.2 倍；而乙肝病毒携带者的 e 抗原若持续呈阳性反应，则这部份人 70 岁时大约会有 90% 罹患肝癌。以往大家都知道，e 抗原阳性者的病毒相对活跃，而且传染力较强。通过上述的研究，我们更确切地认识了 e 抗原阳性与肝癌的相关性，可作为未来进一步发展的基础。

干扰素和拉米夫定

目前西医对乙肝的治疗药物，主要为干扰素和拉米夫定（Lamivudine，原本用来治疗艾滋病）。

干扰素

干扰素价格比拉米夫定高，副作用也较大，加上必须长期肌肉注射，更令患者产生思想负担。也由于具有副作用，因此大多数的肝硬化患者、接受器官移植和化学治疗者都不宜使用。患者若使用中药慢慢调理，其实更有利于肝炎的缓解，同时还能改善原本的不适。

除了副作用之外，干扰素的另一个缺点是没有办法将乙肝病毒完全清除，所以尽管已经出现 e 抗体，表面抗原仍然存在，患者还是携带者。

拉米夫定

拉米夫定采用口服给药，效用较干扰素低，一般而言，一年疗程的拉米夫定效用约等于 6 个月疗程的干扰素，但花费相对便宜，副作用也较小。其缺点是不易完全消灭潜藏于肝细胞核内的乙肝病毒，必须长期服用，一旦停药就可能复发，或出现抗药性等问题。

（1）抗药性：理论上拉米夫定治疗期越长，治愈乙肝的机会就越大，不幸的是，若治疗超过 6 个月，病毒可能产生突变，使得血清 HBV-DNA 值再次升高，甚至 AST 及 ALT 值也会上升。

据统计，平均服用拉米夫定一年，有 15%～20% 的患者会对药物产生抗药性，服用两年的抗药性更达到 40%，即服药时间越久，产生抗药性的概率就越高。

（2）复发率：治疗结束后，虽然 e 抗原转为阴性，而且出现了 e 抗体，但仍有 30%～40% 的复发率，一般发生在停药后的 2～4 个月。因此，停药后仍应每 3 个月抽血检验一次肝功能指数，每半年验一次甲胎蛋白（AFD），每年做一次腹部超声，以追踪乙肝是否复发。

中医治疗肝病有妙招

中医治疗乙型肝炎有丰富的经验，一般均朝三个目标努力，即改善临床症状、改善肝功能检验数据以及消灭病毒。前两项比较容易，至于消灭病毒则是中西医同感棘手的课题。因为要观察病毒是否受到抑制或消除，可以检测病毒的表面抗原（s 抗原）及核心抗原（e 抗原），而中医治疗之后，e 抗原通常有机会转成阴性，但使 s 抗原转阴性则难度颇高，患者经过长期的治疗之后，如果 s 抗原转成阴性，则应系"意外收获"。

整体调控

就是不能违背中医的辨证论治精神。中医治疗肝炎五法为：

（1）肝胆湿热：患者可见右胁胀痛、腹部满闷、恶心而怕吃油腻，症见小便深黄色、大便黏臭不好排，可用茵陈蒿汤① 加凉血解毒药来清利湿热、凉血解毒。

（2）肝郁脾虚：患者可见胁肋胀满、精神郁闷或烦躁，口中发淡、食欲减退、腹胀、大便拉稀，可用逍遥散或柴芍六君子汤② 加减来疏肝解郁、健脾和中。

（3）肝肾阴虚：患者可见头晕耳鸣、眼睛干涩、口燥咽干、失眠多梦、腰膝酸软，可用一贯煎或滋水清肝饮加减来养血柔肝、滋阴补肾。

（4）脾肾阳虚：患者可见怕冷，少腹、腰膝冷痛，胃口差，大便拉稀且食物不消化，可用四君子汤③ 合金匮肾气丸④ 加减来健

---

① 茵陈蒿汤：中医方剂名，为祛湿剂，具有清热、利湿、退黄之功效，由茵陈、栀子、大黄组成。

② 柴芍六君子汤：中医方剂名，主治脾虚肝旺、风痰盛者，由人参、白术、茯苓、陈皮、半夏、甘草、柴胡、白芍、钓藤钩组成。

③ 四君子汤：中医方剂学，为补益剂，具有补气、益气健脾之功效，由人参、白术、茯苓、甘草组成。

④ 金匮肾气丸：中成药名，具有温补肾阳、化气行水之功效，用于肾虚水肿，腰膝酸软，小便不利，畏寒肢冷。

脾益气、温肾扶阳。

（5）瘀血阻络：患者可见面色晦暗，或见蜘蛛痣、肝掌，舌头呈暗紫色或有瘀斑，可用血府逐瘀汤加减来活血化瘀、散结通络。

特效方药

例如以拉米夫定治疗后产生抗药性，血清 HBV-DNA 值再次升高者，可加入贯众、虎杖、胡黄连等以加强病毒的抑制作用。胆红素偏高者，应加入郁金、茵陈、金钱草等药。AST、ALT 偏高者可添加丹参、赤芍、板蓝根等。超声检查有脾肿大者，则加入鳖甲、牡蛎、地鳖虫等药。

中西合璧最能补偏救弊

乍看之下，中医强调的辨证治疗好像只是症状治疗，其实是通过这套模式来改善症状、降低肝功能指数，甚至消除 e 抗原。现代的相关研究已经证实，清热化湿解毒、活血化瘀、健脾补肾是治疗乙型肝炎、清除病毒感染症状最常用的三大治疗法则，从现代药理学角度来看，清热化湿解毒药多具有抑制病毒的作用，健脾补肾、活血化瘀药则具有调整人体免疫功能的作用，不能轻视。

对于乙型肝炎的治疗，传统中医药只要运用得当，即可从抗病毒、调整人体免疫功能入手，进而保护肝细胞，改善肝脏的微循环及病理变化，从而改善肝脏功能。这些运用法则不但有许多基础实验支持，更有临床功效验证。面对为数众多的乙型肝炎 e 抗原阳性患者，中医无疑扮演着相当积极的角色。

　　干扰素及拉米夫定等药物的发展使现在治疗乙肝的药物比以往的保肝片有了长足进步，但副作用、病毒突变、抗药性与停药后复发等问题，还有待进一步研究、克服。中药治病的机制虽然不够明确，但若能中西合璧，相信也能补偏救弊。

丙型肝炎：纹身刺青客要特别小心

在肝癌的可能病因中，乙型肝炎病毒感染无疑占第一位，其次是丙型肝炎病素。然而乙肝已有疫苗可以预防，丙肝则迄今没有疫苗可以对抗。最近的统计数据显示，在肝癌患者中，乙肝患者与丙肝患者各占 46%，与二十年前乙肝患者高达 90% 以上的情况已大不同。

▶ 医案选读

刘伯伯虽已届耄耋之年，但仍然耳聪目明，步履稳健。最近因为经常感到疲倦、头晕、眼睛干涩、口燥咽干、多梦、腰酸而去抽血检查，结果发现 AST、ALT 等肝功能指数反复升高，进一步检查后确定感染了丙型肝炎。他认为应该是二十几年前因消化性溃疡出血接受胃部分切除手术，因输血而受到感染，当时手术后就曾发生过肝功能异常症状。

确定病因后，医师建议以干扰素合并口服抗病毒药物治疗，但刘伯伯听说有副作用就打退堂鼓，担心自己老迈的身体不堪负荷。但服用保肝剂两个月，肝功能指数不降反升，他只好痛下决心，改以传统中医治疗。

诊治时发现患者的脉象细数，舌干而红，参照上述症状可知属于肝肾阴虚，因此给予滋水清肝饮 ① 加减来养血柔肝、滋阴补肾，酌加丹参、赤芍、板蓝根等。一个月后复检，肝功能已趋正常，老人家喜出望外，从此对我信心十足。之后只要有感冒、咳嗽、酸痛症都来看诊。此后肝功能指数再没有高过，超声检查结果也很正常。

刘伯伯算是一位"很乖"的患者，生活正常、饮食均衡，从不熬夜，而且每天都做适度运动。更重要的是，他总是乐观地面对每一天，认真且感恩地过日子。这或许就是他的肝功能一直维持得很好的原因吧！

中药可解西药的副作用

目前西医多用干扰素合并口服抗病毒药物病毒唑（Ribavirin）治疗丙肝。临床上，若患者的 AST、ALT 高于正常值上限两倍以上，且血液中的病毒量高，肝脏切片结果显示明显纤维化或发炎，就会进行治疗。疗效一般可达 40%，然而治疗后能否减缓或预防肝癌发生，仍有待证实。

干扰素

若以一般剂量皮下注射，每周 3 次，连续 6 个月，初期约有 50% 的患者有效，可是停药之后约有一半会复发，所以长期的治疗有效率只有 25%。假如一般剂量注射无效，就算使用高剂量，大部分也是无效的。

---

① 滋水清肝饮：中医方剂名，具有滋阴养血、清热疏肝之功效，由熟地、当归身、白芍、枣仁、山萸肉、茯苓、山药、柴胡、山栀、丹皮、泽泻组成。

干扰素会引起类似重感冒的症状，比如发热、畏寒、疲倦、肌肉酸痛、头痛、食欲不振，多半在注射后 4～8 小时发生，然后持续 4～12 小时，通常在注射第一剂时最明显，即中医所谓的"表邪"，应当祛风解表，可以荆防败毒散①加减来治疗。若低热不退、胃胀、恶心吃不下，表示中焦有湿热，可以甘露消毒丹加减来治疗。

此外，约 30% 的人会有腹泻，中医认为此属湿邪为患，可用藿香正气散②或胃苓汤加减来治疗。大约 15% 的人会出现失眠、忧郁、焦躁不安等不适，此属肝郁气滞或并有热邪为患，可用加味逍遥散、小柴胡汤③或温胆汤④加减来治疗。

另有 15% 的人会掉头发，25%～50% 的患者骨髓造血系统会受到抑制，出现白细胞及血小板降低现象。此时应考虑补肾养血、益髓生精，可用六味地黄丸⑤等方药。但滋补药若用量过大或时间过长，提升免疫细胞的作用会与病毒对抗，在排病毒过程可能引起 ALT 升高，故必须注意"清"与"补"相结合。

---

① 荆防败毒散：中医方剂名，具有发散风寒、解表祛湿之功效，由荆芥、防风、茯苓、独活、柴胡、前胡、川芎、枳壳、羌活、桔梗、薄荷、甘草等组成。
② 藿香正气散：中医方剂名，为祛湿剂，具有解表化湿、理气和中之功效，由大腹皮、白芷、紫苏、茯苓、半夏曲、白术、陈皮、厚朴、苦桔梗、藿香、甘草组成。
③ 小柴胡汤：中医方剂学，为和解剂，具有和解少阳之功效，由柴胡、半夏、人参、甘草、黄芩、生姜、大枣组成。
④ 温胆汤：中医方剂名，为祛痰剂，具有理气化痰、和胃利胆之功效，由半夏、竹茹、枳实、陈皮、甘草、茯苓组成。
⑤ 六味地黄丸：中成药名，为补益剂，具有滋阴补肾之功效。

病毒唑（Ribavirin）

病毒唑系口服药物，主要经由肾脏排泄，且可能产生溶血等副作用，使红细胞减少，甚至出现贫血等症状。故已有贫血、慢性肾功能不全、冠状动脉心脏疾病患者，不宜接受病毒唑治疗。

重点在于培养正气、对抗病邪

西医治疗丙型肝炎的进展很大，许多患者却因害怕副作用而却步，或中途停止治疗，此时若能寻求中医的辅助，不仅可以减轻不适，顺利完成疗程，甚至可巩固长期疗效。

至于出现抗药性或停药后复发，甚至产生病毒突变的问题，确实令人感到困惑。治疗失败后难道还要再来一次吗? 还是只能任由病毒持续肆虐? 诚然，提炼精纯的西药能够迅速抑制病毒，但往往因为过于霸道的强势手段，导致出现相反的结果。而中医策略温和，使用未经提炼的大分子中药，按照患者的体质及病况处方用药，细火慢熬，目的在于培养人体正气以对抗病邪，着眼点与西医有很大区别。我认为若能中西合璧，必可互补不足，对患者肯定有益。

纹身刺青客最易感染

在尚未实施输血筛检丙型肝炎之前，输血一般为最主要的感染途径。而现在感染途径以打针、针灸、刺青或共享牙刷、刮胡刀、指甲刀等最常见，尤其现在年轻人流行刺青，必须格外小心。

乙肝合并丙肝：屋漏偏逢连夜雨

若乙肝患者合并丙肝病毒感染，可说是屋漏偏逢连夜雨，因为这种双重感染的患者，肝炎发作或暴发猛爆性肝炎的概率一定比单独感染乙肝或丙肝来得高，而且日后出现肝硬化或肝癌的概率相当大，时间也会缩短，因此要特别注意防治。

这类患者多半先经由母体垂直感染到乙肝，后来又感染丙肝，但后来侵入的病毒喧宾夺主，压制先前感染的病毒，所以患者体内往往丙肝病毒较活跃，血中的丙肝病毒量也比较高。

临床上，急性丙型肝炎的症状虽然比较轻微，也不太会变成猛爆性肝炎，但慢性化的比例奇高，约达80%以上，其中20%～30%可能在几十年后形成肝硬化，而肝硬化患者每年约有5%的概率转化为肝癌。

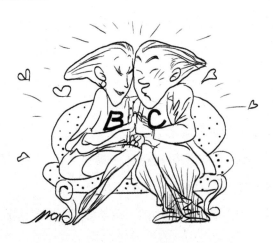

治疗丙肝时乙肝可能乘机而起

目前西医先以干扰素加上口服病毒唑来治疗丙肝。但要特别注意的是，乙肝病毒可能在丙肝病毒被清除之后，乘机而起，产生反弹的现象。

至于乙肝的治疗，一般都是等到 e 抗原转阴性，e 抗体出现达半年以上，血中乙肝病毒的核酸量测不到也达半年以上，且肝功能指数恢复正常才会考虑停药。若能达到以上三种理想目标，实属不幸中的大幸，但并非可以就此高枕无忧，因为还有抗药性的问题。

中医讲究的是辨证论治

中医治疗讲究辨证论治，而不是将焦点放在乙肝或丙肝病毒之上。一般而言，肝脏发炎严重时，ALT 会明显升高，患者常出现口干口苦、头晕、胸闷、胃胀想吐、吃不下、身体疲倦、烦躁失眠等症状，小便也呈深黄色。传统中医认为这是人体正气与湿热毒邪相争的结果，应以祛除毒邪为主要治疗手段，常用连翘、贯众、黄连、黄芩、虎杖、茵陈、山栀子、板蓝根等药来治疗。

此外，一旦两种病毒发生交互作用，则治疗过程会变得较为复杂。假如ALT轻度或中度升高，长期拖延而没有改善，表示正气已虚，邪毒残留，应该以祛除毒邪、扶助正气为主。扶正滋补法主要包括健脾、养肝、滋肾，常用药有黄芪、党参、白术、山药、黄精、白芍、生地、沙参、麦冬、石斛、山萸肉、枸杞、女贞子等。

ALT 升高也可能是瘀血内阻，致使细胞通透性增加，大量酶进入血液，所以遇到 ALT 长期不降者，配合一两味活血药后往往有不错效果，例如丹参、赤芍、桃仁、红花、莪术等，有去瘀生新的作用。

中药是大分子，不易产生抗药性

提炼精纯的西药往往能单刀直入，迅速抑制病毒，但也可能过于强势而使病毒突变，产生抗药性。加上西医并不重视体质阴阳气血平衡，容易耗伤正气，产生副作用，甚至会因忽视人体抗病能力的培养，而致疾病复发。

而中药都是大分子，还可随着患者的病况而改变处方，虽无法直接治病，但较不容易产生抗药性，只要重视培元固本，培养人体正气即可对抗病邪，少有副作用，而且一旦有效，就能保持许久。中医比广大的西医更精微，两者若能兼容并蓄，双管齐下，中西合璧，对难缠的双重感染也有更好的治疗效果。

慢性肝炎：应尽早发现蛛丝马迹

长期与肝炎对抗的患者不在少数，许多人走了崎岖坎坷的冤枉路，吃了许多偏方、秘方、中草药、西药、食疗方之后，效果却不佳，有的还可能破财伤身。就算使用西药，也可能因为副作用而却步，或者出现抗药性或停药复发的风险，成为挥之不去的阴霾。

中医认为应及早治疗才能中止肝纤维化

西医认为，并非所有乙肝患者都得接受治疗，一般都是 ALT 值经常高于正常值上限 5 倍者，才需考虑接受进一步治疗，其成功率为 30% ～ 40%。至于丙肝患者，其 AST、ALT 需高于正常值上限 2 倍以上，且血液中的病毒量也高，肝脏切片结果显示有明显的纤维化或发炎者才需进一步治疗，且疗效可达 40%。不过治疗后能否减缓或预防肝癌发生，仍有待证实。

而中医则认为，只要身体有任何不适，或者 ALT 超出正常值，都应接受治疗。因为许多症状在西医看来是鸡毛蒜皮的小事，在中医看来却是珍贵的"蛛丝马迹"，有些异常可能是人体阴阳气血失衡的表现，也可能直接或间接反映肝脏的病情。

至于肝功能 AST 及 ALT，就算只是稍微偏高，都表示或多或少处于发炎的状态。长时间发炎之后，几乎大部分的慢性肝炎患者都会出现肝纤维化，即在超声检查下可看到粗粗的影像。这可能会成为日后硬化或肿瘤的祸因。

其实肝纤维化是一种可逆的现象，但前提是要去除原发的病因，才能中止肝脏发炎反应与纤维化进展，肝脏也才有足够的时间与能力来清除发炎破坏过程中所形成的"疮疤"。

ALT 值高低符合辨证原则

临床上，ALT 值的高低与中医的辨证完全符合。例如疲劳嗜睡、头晕、胸闷、胃胀想吐、吃不下、四肢酸重，就是中医所谓的"湿"；口干口苦、烦躁失眠、便秘、小便深黄色就是中医所谓的"热"。当 ALT 值升高时，湿热的表现通常比较明显。常用药如连翘、贯众、黄连、黄芩、黄柏、虎杖、茵陈、山栀子、银花、板蓝根等，都有清利湿热的效果，还能辨证治疗，降低 ALT 值，有一石二鸟之效。

乙肝表面抗原不易消失

目前治疗乙肝的目标多在于抑制病毒复制，使 e 抗原消失，而产生 e 抗体；使肝功能 AST、ALT 指数恢复正常，同时改善肝脏发炎，减缓肝纤维化及肝硬化的进行，这些目标不管是中药还是西药都可能达到。至于要使乙肝表面抗原消失，表面抗体出现，却是高难度的挑战，因为患者多半在新生儿时期就受到病毒感染，表面抗原很难消失。

乙肝与丙肝的致癌机制不同

再者，乙肝治疗成功并不表示肝脏及血液中的乙肝病毒完全消失，只是血液中的乙肝病毒量测不到，但肝细胞内还是存在病毒。病毒可能在肝细胞内繁殖，甚至嵌入人体肝细胞的 DNA 中，破坏、控制细胞生长分裂的基因，让细胞无限制地生长分裂，演变成肝癌。

丙肝造成肝癌的机制则与乙肝不同，丙肝病毒不会嵌入染色体中，可能是经由病毒本身的致癌性，或引起慢性肝炎、肝硬化而导致。一般而言，丙肝引起的肝癌，非癌部分的肝细胞发炎程度也比乙肝引起者厉害得多。

所以说，不管是乙肝还是丙肝，都应长期追踪、密切观察且积极治疗。

肝硬化：牵连复杂，小心癌变

顾名思义，肝硬化就是肝脏变硬。由于肝脏反复发炎、受损，导致肝细胞变性、坏死，但因肝的再生能力强，纤维组织增生，细胞坏死与纤维组织增生交互进行，导致正常结构紊乱，从而形成肝硬化。肝硬化通常会合并出现食管静脉曲张、腹水甚至腹膜炎，严重者可能发生肝昏迷甚至并发肝癌，所以一定要早做防治。

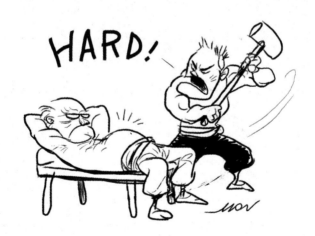

▶ **医案选读**

林伯伯早年曾经感染乙型肝炎，最近发觉肚子越来越胀，吃不下东西，连胸口都跟着闷了起来。到医院肝胆科检查，发现肝脏已有硬化现象，而且已有腹水。医院建议开刀治疗，他担心一开不起，因此寻求中医缓解。

吃饱没，放屁了吗？

那天他才刚进诊间，就用台语跟我抱怨他的病情。来自乡下的老人家，说起话来既俗又有力，感觉脏话就像句子的连接词，好像说话不带脏字就没有办法流畅地表达意思。站在一旁的女儿不时瞄我，似乎有点不好意思。其实这种说话方式很有亲和力，让我不禁想起家乡的长辈们。

我告诉他中药应该会有改善效果，请他耐心接受治疗。随后开猪苓汤①配合四逆散以滋阴利水、理气消胀，还加了丹参、鳖甲来活血软坚，另以麦芽、神曲消食导积，建议以水药浓煎后服食。

其实肝硬化合并腹水并不好治疗。活血化瘀药虽然可以改善肝脏的微循环，但必须顾虑到食管静脉曲张可能导致出血。利水药的效果也不如西药的利尿剂那么立竿见影。所以如果患者真的胀得厉害，只好先请西医抽取腹水。问题是过不了几天，可能又积得鼓鼓的。另外，也可以用白蛋白再配合利尿剂，积水会消得比较快。不过，白蛋白的半衰期只有3周，利尿剂的药效更短，因此都只能算是短期的治标方法。

总之，急则治其标，缓则治其本。先以中西合璧的方法解决患者的燃眉之急，再以中药长期调理以求巩固疗效，这是目前唯一可行的方法。

---

① 猪苓汤：中医方剂名，为祛湿剂，具有利水、养阴、清热之功效，由猪苓、茯苓、泽泻、阿胶、滑石组成。

症结在于正虚与邪实

中医认为肝硬化是一种积聚硬块，如《医学正传》所说："大凡腹中有块，不问积聚症瘕，俱为恶候，切勿视为寻常等疾而不求医早治，若待胀满已成，胸腹鼓急。"这不仅强调其严重性，更点出最后可能演变为腹水。依中医观点，肝硬化存在正虚与邪实的双重症结，"正虚"是指人体正常生理功能衰减，包括肝、脾、肾虚损在内。当然这里所说的肝、脾、肾是中医特有的概念性集合，与西医所指的特定器官不一样。

正虚：肝脾肾虚损

就"肝"而言，若肝的阴血不足，患者就会表现出眩晕、眼睛干涩昏花、手脚麻木、抽筋、面部及嘴唇缺乏血色等现象。

"脾"的问题主要是因为肝病所及的肠胃系统障碍，影响脾胃的运化功能，常表现出食欲减退、恶心想吐、胃胀气、大便拉稀、面黄肌瘦等现象。

至于"肾"的问题主要是因为古人有肝肾同源之说，肝病日久必及于肾，故易表现出头晕耳鸣、腰膝酸软无力、水肿、精神萎靡、性功能减退、面色晦暗无光泽等症状。

邪实：湿热及气滞血瘀

至于"邪实"，是指人体病理性代谢产物的堆积，包括湿热毒邪及气滞血瘀。湿热的表现是口干口苦、疲倦想睡、头重、胸闷想吐、胃口欠佳、尿黄量少，甚至有低热的情形。气滞血瘀的表现是胸胁胀闷疼痛、胀气嗳气、肝脾肿大、牙龈渗血、蜘蛛痣或肝掌、腹壁青筋暴露、唇色青紫、面色暗黑等。

宜中西合璧，耐心调治

面对肝硬化所衍生的虚实夹杂症状，医生需考虑究竟虚实各占几分、虚在何处、邪实为何等问题。其表现总是盘根错节，非经抽丝剥茧、耐心调治难以解，绝非单一成方或对号入座式的治疗能解决。在一般情况下，除了治肝，还应脾肾同求、气阴双补，兼以化瘀消积、解毒利湿，其中活血化瘀法更是不可或缺。但由于患者多半气血已虚，故宜活血养血同施，即所谓"若欲通之，必先充之也"。

透过辨证论治，以活血化瘀等法加以"软肝"，并求取肝脏与其他脏腑的"大和解"，让人体各个脏腑、经络能相互协调、顺利运作，这才是中医治疗肝硬化的重点。

此外，还应根据现代研究成果来辨病治疗，以收相辅相成之效。例如某些中药具有特殊作用，像丹参、当归、川芎、香附等可改善肝内微循环，抑制肝内纤维素，防止肝硬化继续发展；山楂、山药、泽泻等则具有抗脂肪肝之功；黄芪、生地、黄精、白术等能加强肝脏代谢，促使肝细胞功能恢复。可见中医的确可发挥救偏补弊、辅助西医的功效，特别是在调整体质、改善肝功能、加强止血、预防腹水和水肿复发以及预后调理等方面，均可根据不同阶段、不同病情的特点，辨证与辨病结合，达到更好的疗效。

肝若好，人生是彩色的，肝若不好，人生是黑白的。但我们很难靠一瓶成药或一帖秘方，就让人生变成彩色。原因很简单，一旦肝生病了，特别是生了肝硬化这种牵连复杂的疾病，其所引发的并发症总是难以预料，其所导致的体质偏颇总是不易掌握。与其消极地寻求偏方、侥幸取效，不如积极地寻求西医正规的诊断及治疗，再配合传统中医详细诊治，才是明智而妥当的选择。诚如《医宗必读》所言："盖积之为义，日积月累，匪伊朝夕，所以去之也当有渐。"既然肝硬化是多年宿疾，自当与医师密切配合，耐心调治。

肝癌：危胁民众健康的危险杀手

中国约有 9000 多万乙型肝炎病毒携带者，有 400 多万慢性丙型肝炎患者。迁延不愈的肝炎，久了可能转变成肝硬化，肝硬化的患者每年又有 5% 的概率变成肝癌。长久以来，肝癌一直是威胁民众健康的危险杀手，每年因为肝癌死亡的人数至少有 30 万人。

乙型、丙型肝炎均可在还没有转化为肝硬化之前就诱发肝癌，而肝硬化转化成肝癌的概率更高。而且慢性丙型肝炎诱发肝癌的概率可能比慢性乙型肝炎更高，两者共同感染、诱发肝癌的机会更高。

另一个与肝癌有关的因素是黄曲霉素。黄曲霉素会直接攻击细胞中的遗传密码 DNA，使其变为乱码。密码乱掉之后，有的细胞便不再受到约束，随便乱生乱长，因而变成肝癌。

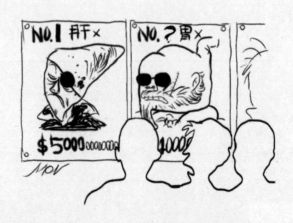

▶ 医案选读

杨老爹是我的患者中最"牛"的一个。他年轻时就感染了乙型肝炎，四五年前已转为肝癌。这几年来只要肿瘤冒出来，就去做栓塞治疗，其情况有如打电玩，只要怪物伸头出来，便毫不犹豫地以榔头痛击。至于总共栓塞了几次，连他自己都数不清楚。说他牛，是因为即使罹患肝癌，他还是三不五时要小酌一番。

杨老夫人每次陪他来看病，都抱着一只黑色的波斯折耳猫。她说，很多人都以为折耳猫是很了不起的品种，其实那是一种软骨基因缺陷。她说因为养兔子太安静，养狗太吵，最后才决定养猫。这样当先生跑去喝酒时，还有小猫相陪。看来对于老公喝酒一事，她也无可奈何。因为杨先生的理由是："都七十好几了，还能活几年呢？"

或许是喝酒的关系，杨老爹的经常脸色红润，声如洪钟，言行举止也带有几分粗犷。我多半以小柴胡汤或龙胆泻肝汤为主方，腹胀就加枳壳、厚朴，皮肤痒就加蝉衣、蒺藜，而且每回都不忘加丹参、鳖甲来活血软肝，加白花蛇舌草、半枝莲来抗癌。

杨老爹喜欢拿煎剂，他认为传统的水药才地道，而且"有病治病，无病强身"。久了之后，我也不由得对他这种"置个人生死于度外"的豁达产生了几分敬意。

肝癌有四种常见症状

（1）右胁肝区疼痛：有一半以上的患者会有肝区刺痛、胀痛、闷痛，可放射至右肩背部。

（2）上腹胀满不适：早期即可能出现，但往往被误认为肠胃病而受到忽略，到晚期又因腹水、全腹极度膨胀而变得很难处理。

（3）食欲减退：亦为肝癌最早出现且容易被忽视的症状，之后逐渐出现恶心、呕吐、腹泻等，严重呕吐腹泻已为晚期症状。

（4）全身性症状：如疲劳乏力、身体消瘦、发热及各种出血等，均为肝癌晚期常见的症状。至于肝肿大、脾肿大、腹水、黄疸、肝掌、蜘蛛痣等均属肝癌常见的身体表症。

早期肝癌可能没有症状，所以高风险人群如慢性乙型、丙型肝炎患者，到达一定年龄以后，一定要做超声及血液甲胎蛋白检查，尽早发现、及早治疗。

肝癌的西医治疗

目前西医治疗肝癌多根据肝功能的好坏与肿瘤的侵犯程度决定采用哪种方法。若肿瘤小、肝功能好，通常以手术切除为首选。若无法开刀，则考虑施行经动脉血管栓塞术，或酒精注射。一般而言，酒精注射适用于2厘米以下的肝癌，而血管栓塞则适用于2厘米以上的肝癌。不过两者都有一过性的发热、疼痛不适等副作用。如果这些积极性治疗都无法进行，就只能进行放射治疗或化学治疗，但效果多半不好。

一般 5 厘米以下的肝癌，手术后两年的复发率约为 40%，五年内复发的概率约为 60%。越早发现、越早治疗，就越不容易复发。所以切莫病急乱投医，绝不可放弃正统的医疗方式，否则到处寻求草药偏方，不但花了冤枉钱，还会延误治疗时机。

对接受手术、酒精注射或血管栓塞等西医疗法的患者，可辅以中药治疗以提高免疫力，降低肝癌细胞再发的概率。对于已经扩散或肝功能差、无法接受西医疗法的人，也可以中药改善身体状况，强化生活质量。

肝癌的中医治疗

中医认为"正气存内，邪不可干"，亦即主张正气虚为诱发肝癌主因，只要正气一虚，加上外感六淫疫疠（如肝炎病毒、肝寄生虫等）、饮食失调（如摄入黄曲毒素、酒精性肝病、营养不良等）、七情内伤（精神创伤）、脏腑虚损（如免疫功能低下、肝硬化等）或气血失和（神经、体液代谢紊乱），肝癌便可能乘虚而发。

中医常用的肝癌治法约有四种，可以从现代医学的角度加以说明：

清热解毒法

是主要的攻法之一，许多清热解毒药具有抗癌作用，能直接作用于癌细胞，抑制癌细胞生长，提高人体免疫功能，有清除体内癌性毒素及抗感染、抗病毒作用。

活血化瘀法

经实验证明，活血化瘀药能抑制癌细胞生长，促进癌症患者纤维组织软化和吸收，提高免疫功能，增加血流量，改善微循环。但由于肝癌患者多有出血倾向，必须小心使用，尤其经过栓塞、化疗的患者更需谨慎，最好与益气健脾等扶正固本方剂一同使用。

软坚散结法

对肿瘤有抑制作用，大多配合扶正固本、活血化瘀、清热解毒等药一起使用，如大黄蛰虫丸、人参鳖甲煎丸等，对肝癌有一定疗效。

扶正固本法

是中医治疗的特色，能预防癌症发生与发展，提高人体免疫功能，增强内分泌和体液调节功能，保护骨髓，提高造血功能，加强消化吸收能力，改善物质代谢，强化人体自动控制系统能力，增强人体解毒功能，提升西医各种治疗手段的效果。

扶正固本疗法多从强化"脾""肾"着手，例如"健脾理气法"，在调整脾虚所致的代谢、免疫失衡的同时，改善患者的全身状况，打破肿瘤生长的恶性循环，因而延长生命。又如"益气补肾法"，能提高免疫功能，具有双向调节作用，还能阻止化疗对免疫机能的抑制作用。

分四型辨证论治、全面调理

一旦得了肝癌，多数的患者或家属都会对中医抱有一线希望，有的是主动展开"寻求秘方"计划，有的则被动接受街坊邻居、亲戚朋友好意提供的信息。然而不变的事实是：这些秘方、偏方几乎都毫无帮助，因为多数都违反患者的体质需求，不是延误病情就是得不偿失。

所以如果想配合中医治疗，就应根据体质辨证论治，全面调理。临床上通常分成四种类型辨证论治：

肝胆湿热型

黄疸日渐加重、面黄晦暗、口干口苦、恶心吃不下、胁肋疼痛或伴随发热，小便深黄色且量少，表示肿瘤已影响胆汁的排泄，而人体的肝火邪气还很盛，故宜清利肝胆湿热，佐以活血化瘀，可以茵陈蒿汤合鳖甲煎丸① 加减来治疗。

脾虚湿困型

疲倦乏力、食欲差且日渐消瘦，患者腹胀、腹泻、胁痛、四肢酸楚、腹水甚至两脚水肿，表示脾胃运化功能很差，水分堆积而无法排除。治宜益气健脾化湿，佐以疏肝活血，可以四君子汤合逍遥散加减来治疗。

肝肾阴虚型

口干烦热、低热盗汗、形体消瘦、肌肉酸痛，小便量少且颜色

---

① 鳖甲煎丸：中成药名，具有活血化瘀、软坚散结之功效。

吃饱没，放屁了吗?

深黄，甚至可能吐血、便血，表示人体的营养、水分、电解质已极度缺乏而失衡。治宜滋阴柔肝养血，佐以软坚，可以滋水清肝饮加减来治疗。

气滞血瘀型

胸闷腹胀、胃口及体力很差，两侧胁肋胀痛刺痛，肚腹可触摸到硬块，表示肝癌较严重，气血循环停滞。治宜疏肝理气、活血化瘀，佐以健脾，可以小柴胡汤合大黄䗪虫丸①加减来治疗。

当然这四种分型只是临床上的大致划分，多数患者可能是两种以上证型合并出现，加上许多兼夹症状，以致每个人的情况大不相同，复杂而难以处理，必须抽丝剥茧，耐心调养，经过长久的时间才能看见功效，绝非单一的秘方、偏方可以解决的。

中医治肝癌的对症疗法

肝癌患者症状虽然错综复杂，临床治疗也是千头万绪，但总有一两项较为突出的症状，此即医者的"当务之急"。此时，也可用中药对这些症状进行有针对性的治疗。例如：

（1）疼痛：右胁肝区的疼痛极为常见，应在既有的处方中加入香附、延胡索、川楝子等疏肝理气药。

（2）腹水：应以理气利水为主，但若腹水严重，宜配合西药利尿剂。

---

① 大黄䗪虫丸：中成药名，具有活血破瘀、通经消癥之功效。

（3）黄疸：一般以茵陈蒿汤加减来清肝利胆。

（4）上消化道出血：常因食管或胃底静脉曲张破裂而出血，但也可由药物或压力刺激引起，可用仙鹤草、蒲黄、血余炭、白芨等止血药。

（5）肝昏迷：可用安宫牛黄丸[①]、紫宝丹[②]或神犀丹[③]等化痰开窍、凉血清心药物处理。

（6）恶病体质：末期患者多半饮食难进、骨瘦如柴，此时应以神曲、佛手、陈皮、藿香等消导、芳香、理气药来增进饮食及吸收，并以党参、白术、薏苡仁、黄芪来健脾益气，以芦根、石斛、生地、麦冬来养阴生津，以达到扶助正气的功效。

（7）发热：低热者可在辨证基础上加青蒿、生地、地骨皮、鳖甲、白薇等药，高热者可加生石膏、知母、柴胡、银花、板蓝根、水牛角等药，若因感染所致的高热，可配合西药抗生素来治疗。

还可加灵芝利水保健

除了传统中医的辨证治疗外，还可加灵芝作保健之用。研究表明，灵芝可以提高肝脏的解毒能力，促进肝细胞再生，促进抗体及干扰素产生，还有增强免疫作用。灵芝所含多糖经纯化后，可促使巨噬细胞产生大量肿瘤坏死因子、造血刺激因子等抑瘤细胞激素，

---

① 安宫牛黄丸：中成药名，具有清热解毒、镇惊开窍之功效。

② 紫宝丹：中成药名。

③ 神犀丹：中成药名，具有清热开窍、凉血解毒之功效。

并使 T 淋巴细胞分泌大量丙种干扰素抗瘤成分，故常用于防癌、抗癌。但必须注意的是，只有通过高浓度纯化技术提炼的质量优良的灵芝才有疗效，目前市售灵芝鱼目混珠的情况极为普遍，购买时不可不慎。

巴西蘑菇也是不错的选择

研究表明，巴西蘑菇的功效与灵芝类似，所含多糖的质与量亦不亚于灵芝，可用于防癌、抗癌。而且巴西蘑菇口感不错，不会有灵芝的苦味，适合肝癌患者手术、化疗或栓塞后，身体虚弱、胃口不佳时服用。但必须选用质量优良且通过正规药厂高浓度纯化技术提炼的产品。

一定要定期检查、及早防范

肝癌的初期症状并不明显，等患者感到上腹有硬块、容易疲劳、没有胃口，等到医院检查时通常已是肝癌末期，为时已晚。一旦得知罹患肝癌，必然全家陷入愁云惨雾之中。所以肝病患者最好每半年做一次超声扫描，必要时甚至要配合计算机断层扫描（CT），或做甲胎蛋白试验等，若发现 0.5 ~ 1 厘米大小的肝癌，还可手术切除。不过，不管检查手段多么精确，准确度多么高，哪怕血液中的甲胎蛋白试验呈正常反应，仍有 10% 左右的机率无法发现肝癌，因此不能单以血液检查或单一检查作为诊断依据。

中医虽可给予很好的辅助治疗，但一定要请教中医师根据个人需要量身定制，并在治疗的过程中，随着病情的演变拟好应变的对策，万万不能道听途说，否则可能导致意外，让人后悔莫及。

吃饱没，放屁了吗？

胆结石：一定要开刀吗？

　　胆囊位于右上腹部，紧连在肝脏的下方（见下图），负责储存与调节肝脏所分泌的胆汁。古人认为"胆与肝相连，附于肝之短叶间"，互为表里。《东医宝鉴》说："肝之余气，泄于胆，聚而成精。"可见，不管是位置还是功能，"肝胆相照"说得一点都没错。

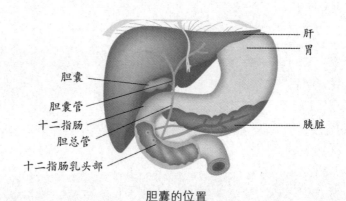

胆囊的位置

　　胆汁由水分、胆固醇、脂肪、胆盐和胆红素组成，当某些成分过度饱和时，便会形成结石。结石大小不一，小如米粒，大如高尔夫球。

胆结石的成分、症状

　　胆结石可依其成分分为三种：黑色素结石常见于肝硬化和溶血

184

性贫血患者，棕色素结石和感染有关，至于胆固醇结石则呈黄色，多见于年过四十的肥胖多产妇女。西方人多发生胆固醇结石，国人反而以棕、黑色的结石较多。但随着国人生活饮食习惯的西化，胆固醇结石反而有后来居上的倾向。

一般认为，甘油三酯过高，而"好胆固醇"（HDL）又太低的话，就比较容易得胆结石。女性出现胆结石的概率约为男性的 4 倍，这与胆固醇代谢、性激素有关。家族成员中有胆结石者，则其发病率较一般人高出 2～4 倍。

疼痛往往不按牌理出牌

胆结石的疼痛往往不按常理出牌。胆囊虽然在右上腹，但由于神经反射的关系，可能痛到胃的附近，加上常发生在大吃大喝之后，所以很容易被误认为是胃发炎。有的患者还会牵引到右侧肩膀和背部，甚至因为胸闷不舒服而被误诊为心脏病。除了疼痛之外，万一合并发炎，则有恶心、呕吐及发热，甚至有黄疸的现象。

没有症状就不必急着开刀

有 30%～50% 的患者可以和胆结石和平相处，从来没有出现症状。这些人不必急着开刀，因为有研究显示，在追踪 5 年期间，只有 10% 的患者出现疼痛等不适。不过糖尿病兼有胆结石者最好尽早摘除，因为胆结石一旦发作，其并发症及死亡率会比一般人多出好几倍。怀疑合并有肿瘤者，更必须尽早手术。

吃饱没，放屁了吗？

胆囊切除后别吃太油腻食物

溶解结石的西药疗效并不令人满意。至于体外震波碎石也不理想，因为胆结石不容易被击碎，就算碎了，由于胆囊管太窄，胆汁流量也不像尿液那么多，可能无法顺利地将碎石冲刷出来。

如果真的需要开刀，也不是一定得开膛剖腹，因为腹腔镜胆囊切除术适用于90%以上的患者。胆囊切除后，决不会因为"无胆"而变得胆小如鼠，但最好别胆大妄为地吃太多油腻的食物，以免拉肚子。

中医以胆道排石汤加减治疗

中医认为胆结石乃肝胆失疏，湿热内蕴，气血瘀滞，蕴久成石，故常用胆道排石汤加减来治疗。如果结石直径大于1厘米，效果通常较差，必要时还是得考虑手术治疗。

处于静止期且症状轻微者，可用柴胡疏肝散或加味逍遥散加减，以疏肝利胆，健脾和胃，佐以排石。

患者要特别留意饮食

胆结石患者要特别注意饮食，宜常吃生姜、苹果、西红柿、玉米、南瓜、四季豆、青椒、莲藕、白萝卜等食物，减少肉类和动物内脏的摄取。可增加植物性蛋白，特别是豆制品，蛋黄则一星期不要超过3个。

多吃富含维生素 A 的黄绿色蔬菜，并适当补充维生素 E，对于预防及治疗胆结石也有一定程度的帮助。可乐、蛋糕及冰淇淋等虽然好吃，但最好少碰。此外，糙米、薏苡仁、红豆等五谷杂粮会比白米、白吐司等精致食物来得好。患者应尽量避免使用色拉酱、辣椒酱、沙茶酱等来调味，食用油以橄榄油、芥花油较佳，椰子油、棕榈油、麻油则不适合。

患者不宜饮酒，因为酒精会使胆道口括约肌无法及时松弛，不利于胆汁的排出。过量的糖分则会增进胰岛素的分泌，加速胆固醇的累积，容易产生结石。

如果长期不吃早餐，午夜后至中午前，胆汁分泌减少，胆酸含量减少，但胆汁中胆固醇含量不变而呈过饱和，长此以往，易形成胆固醇结石。快速节食减肥，也会引起胆汁中的胆固醇过饱和，道理和结果都是一样的。

第 四 章

保肝固胃
有诀窍

谈完胃肠道及肝胆的常见症状与疾病之后，还有一些消化系统的保健细节需要提醒大家，这些细节有的是饮食方面的，有的是日常生活方面的，有的则是中医治疗的窍门。这些保肝固胃的小细节，往往是我们容易忽略的，所以我这里特地设立一个章节加以详细介绍，希望大家可以引起重视。

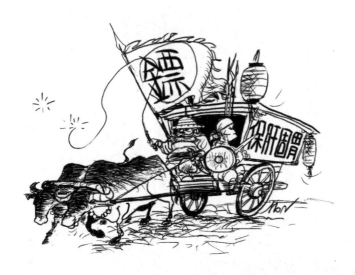

胃寒要暖胃

很多人都有"胃寒"的毛病。大热天喝冷饮，凉意沁人心脾，原是一大享受，但胃寒的人吃完马上胃痛，无福消受，有时甚至连吃点香蕉、橘子、西瓜、梨都不行。而且只要受点风寒，别人是咳嗽、流鼻水，胃寒的人却是腹痛、拉肚子，一切苦果先由肠胃来承担。要是生病吃了西药，那不争气的胃也会马上抗议，因为西药太"寒"了。

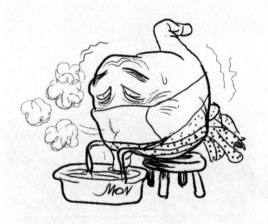

寒邪犯胃，良附丸是良方

中医所谓的"寒邪犯胃"是因饮食不节、贪食生冷或直接受寒邪（病毒也包括在内）所致，使得胃脘疼痛，得温痛减，痛时常兼恶寒或呕吐白沫，口不渴或喜热饮，此时可用良附丸加味来温胃散寒。良附丸中的良姜含有挥发油，其中主要为高良姜素，能刺激胃壁神经，使消化机能亢进，并有抗菌作用；香附亦有镇痛作用，所以两药配合是治疗胃寒痛的良方。

脾胃虚寒可用黄芪建中汤

至于"脾胃虚寒"则非外来寒邪引发，而是本身由内而生的虚寒所致，常见于溃疡病、胃神经官能症。患者会胃脘隐隐作痛，绵绵不绝，食欲减退，泛吐清水，喜按喜暖，饥饿或遇冷时疼痛加重，四肢冰冷，大便拉稀，可用黄芪建中汤加减来温养脾胃。脾胃虚寒者的病程较长是因为虚而有寒，以虚为主；寒邪犯胃者发病急骤，以寒为主，虚象不明显。当然，脾胃虚寒者会特别容易引来寒邪犯胃，要是内寒与外寒交相逼迫，症状就更严重了。

胃寒当然要暖胃，但应小心变成冷热不和

胃寒当然要"暖胃"。清朝林佩琴《类证治裁·胃脘痛》记载："因客寒犯膈而猝痛者，呕逆不食，当温中散寒……积寒致痛，绵绵不绝，无增无减，当辛温通畅。"治疗脾胃病的温中散寒药，常选用干姜、川椒、丁香、吴茱萸、良姜、肉桂、附子等，这类药有加强胃肠道消化吸收能力的功能，间接地补充热量，改善人体能量不足的状况。

然而胃寒的人也要小心变成"冷热不和"，元朝朱丹溪《丹溪

心法》说："若明知身受寒气……而得病者。于初得之时，当与温散或温利之药。若病得之稍久则郁，久郁则蒸热，热久必生火。"临床上出现口苦、嗳气、呕吐酸水苦水，则表示有可能变化成为寒热夹杂的症状。

忌凉性食物，注意腹部保暖

胃寒患者最好少吃生冷瓜果、冰凉饮料、啤酒等，平时更需注意腹部的保暖，多听老人家的劝告，穿着不要只顾流行，小心肚脐吹到风。因为肚子受到冷的刺激，会激发副交感神经的活性，从而导致胃肠蠕动变快而拉肚子。冰冻三尺非一日之寒，诚如明朝虞抟《医学正传》所说："胃……寒则腹中痛，不能食冷物……致病之由，多因纵恣口腹，喜好辛酸，恣饮热酒煎炸，复餐寒冷生冷，朝伤暮损，日积水深……故胃脘疼痛。"唯有未雨绸缪，肠胃才不会老是跟自己过不去。

肠胃也会受风寒而感冒

感冒后的病情演变虽然与病毒的特性有关，但每个人五脏六腑的禀赋不同，对病毒的反应也会有所差异。这就是为什么有的人感冒后诱发肺炎，有的引发哮喘，有的导致鼻炎，有的演变成肾炎，有的则引起腹泻。

为什么肠胃易受风寒

医学上并没有肠胃型感冒的称呼，成年人感冒以后出现胃肠道症状的概率也不是很高，但小孩子则容易有拉肚子的情形。为什么感冒以后胃肠道会不舒服呢？可能是吃药刺激到胃部，也可能是身体不适导致自律神经失调、胃酸分泌过多，从而造成胃肠蠕动失常，这是一种间接的关系。老人家常告诫小孩小心肚子着凉，会拉肚子，这也是有道理的。因为肚子受到冷的刺激，会激发副交感神经的活性，导致胃肠蠕动变快，从而拉肚子。总之，肠胃是很敏感的，容易受身体各种情况的影响。

中医治疗方法

中医治疗肠胃受到风寒最常用的方子就是藿香正气散，专治外感风寒、内伤湿滞所致的怕冷、发热、头痛、胸闷腹胀、腹痛、呕吐、腹泻、肚子咕噜咕噜叫、口里发淡等一系列症状。本方具有健胃、止吐、止泻、利尿、抑菌、抑制病毒、祛痰止咳等多重功效，所以不管是感冒、急性胃肠炎、中暑等不适，都可以将其作为主方加减应用治疗。此外，安中散或良附丸也是临床常用于散寒止痛的方子，只要运用得当，疗效亦很显著。

至于肠胃一碰到风寒侵袭就作怪的人，可从强化胃肠功能着手，例如平日可根据个人情况选用理中汤或小建中汤等方剂来调养。

肚脐不要吹到风

肠胃易受风寒的人应少吃生冷瓜果、冰凉饮料、啤酒等，平时更需注意腹部的保暖，多听老人家的劝告，不要让肚脐吹到风。此外，感冒期间也不能任意吃补，否则由于无法祛邪外出，等于闭门留寇，人没补到，倒是肥了病毒，还会把肠胃弄得更糟。

精神紧张、饮食不规律，肠胃也会闹情绪

消化科门诊中，近乎一半的患者都是因慢性上腹部症状而求诊，如上腹不适、疼痛、食欲不振，或吃一点就饱，或嗳气、恶心、呕吐、吐酸水、烧心、胃灼热感、胃胀气等。若这些症状持续长达 3 个月，检查又未发现如胆结石、胃癌等严重疾病，就可称为功能性消化不良症。

据估计，中国 15 岁以上的人，大约每 4 人就有 1 位患有功能性消化不良，女性多于男性，约占六成，特别是年龄略轻、体重略轻者为多。这些患者通常有各种外来的生活压力，有些是比较神经质的，或有焦虑、忧郁性格。

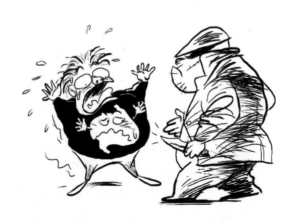

气滞、胃气逆为主要原因

西医主要以调整胃肠道蠕动药物治疗功能性消化不良症，有时还会配合精神镇静剂。中医则将此种消化道平滑肌运动失调现象归入"气滞"的范畴。例如咽喉异物感、吞咽困难、食欲不振、腹胀等，都由胃肠道蠕动不顺、产生停滞现象所致，称为"胃气滞"；如果有嗳气、吞酸、恶心呕吐等症状，则说明肠胃蠕动不但不顺畅，还有逆蠕动，称为"胃气逆"。

此外，中医将人的情绪、精神功能归属于肝，例如郁闷、烦躁等症状就属于肝气郁结，当其进一步影响到胃肠蠕动时，就称为肝气犯胃或肝胃不和。像加味逍遥散、柴胡疏肝散、四逆散等，都是疏肝和胃常用的方子，只要加减得宜，不但可改善胃肠道症状，还有缓和紧张情绪的功效。

规律饮食很重要

很多人白天精神紧绷，晚上才有时间饱餐一顿，是典型的"早餐吃得少，中午吃不好，晚餐酒饭饱"的现代大忙人。但是晚餐如果吃得太油腻，血脂突然升高，入睡之后血液流速变缓，容易沉积在血管壁上，久了将造成动脉硬化，引发冠心病、高血压。

晚餐吃太饱，血糖和血中氨基酸、脂肪酸浓度也会增高，加上晚上活动少，热量消耗低，多余的能量在胰岛素的作用下合成大量脂肪，使人逐渐发胖，从而加重心脏负担，也会加快衰老。一部分蛋白质不能消化，积留在肠胃中，受到厌氧菌的作用，将产生一些有毒物质，直接刺激肠壁，毒素还会进入血液，有损肝、肾、脑功能。

除了晚餐不能吃太好，每餐饮食也该只求七分饱，因为吃得过饱，会使肠胃负担加重，分泌的消化液供不应求，胃肠得不到适当的休息，以致消化功能逐渐下降。餐餐饱食还会使血液常常集中在胃部，可能导致心脏、大脑等重要器官相对缺血，由于"贪食伤智"而精神困倦、工作效率降低，对冠心病、胆石症、血压不稳定的患者非常不利。

总之，规律的生活、良好的饮食习惯、轻松的心情及适当的运动都是治疗消化功能障碍的良方。

滥用止痛药会让人"牵肠刮肚"

现代人生活压力大，经常这里痛，那里痛，毛病特别多。由于止痛药唾手可得，多数时候确实也灵验，一吃即好，以致成为"万用灵丹"。就拿阿司匹林来说，全世界每年约用掉四千亿颗。如此滥用，难免会对胃肠道造成伤害。

有些止痛药标榜不伤肠胃，一般人也就误以为多吃没事。事实上，一些止痛药多吃可能会增加肠胃的伤害，轻者黏膜损伤、疼痛，重者还可能造成肠胃溃疡，甚至出血、穿孔。有些止痛药还会抑制血小板凝集功能，大大提高胃肠道出血的危险性。

服用消炎药最伤肠胃

研究调查发现，使用非类固醇抗发炎药者，大约有 25% 会出现一些胃肠道症状，如消化不良、心口灼热感、腹胀气或腹绞痛等。但若做胃镜检查却不一定找得到病灶，目前对其作用机制仍不是很清楚。另外的研究则发现，患者在服用非类固醇抗发炎药 12 周之后，以胃镜检查，其中有 40% 患者患有胃糜烂，15% 有胃溃疡，15% 有十二指肠糜烂，5% 有十二指肠溃疡。

白芨可修复胃肠黏膜

治疗方面，首先应停用止痛药，停药后大部分的溃疡都可自行愈合。使用抗溃疡的西药也可加速其恢复。中医方面，如果患者有腹胀、绞痛，可以四逆散或柴胡疏肝散加减来治疗。如果胃部有闷闷的痛感，可用半夏泻心汤加减来治疗，要是疼痛有定点，范围不大，则需加入失笑散等来治疗。中药的白芨则有修复胃肠黏膜的作用，必要时也可合并使用。

最后要提醒的是，假如非得服用止痛药，最好还是吃完饭后服药，尽量不要空腹服用。此外，凡是年龄超过 60 岁、有消化性溃疡病史、有抽烟习惯、先前使用止痛药感到不适应或是有多种药物服用习惯者，服用止痛药时都必须提高警惕。

AST、ALT 居高不降怎么办？

AST（谷草转氨酶）与 ALT（谷丙转氨酶）俗称为"肝功能指数"，是抽血检查最普遍且大家比较熟悉的项目。我们知道肝脏含有数以千计的酶，肝脏发生病变时，有些酶像 AST、ALT 就会渗漏到血液里，因此抽血检查可以发现其数值升高。AST、ALT 升高通常表示肝细胞受伤、坏死，当然贫血、缺氧也可能使肝细胞释出酶。

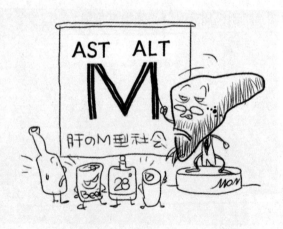

肝功能检查正常不代表肝脏正常

AST 存在于肝脏、心脏、肌肉或红细胞中，心肌梗死、肌肉坏死、溶血甚至剧烈运动之后，AST 都可能上升，因此对肝病变的反映专一性较差。ALT 则大部分存在于肝脏中，且主要存在于细胞质，因此比较容易释放到细胞外，只要细胞膜的通透性增高便可逸出。而 AST 主要存在于粒线体，较不易释放到细胞外，往往要在细胞死亡时才可释出。

因此，血液中 AST 与 ALT 升高的程度，往往可反映出细胞破坏的情况，如果 ALT 升高的程度比 AST 明显，代表细胞膜的通透性增高，可能罹患急、慢性肝炎；如果 AST 的升高比较明显，代表细胞坏死，可能是肝硬化或肝癌。

值得注意的是，肝功能检查正常并不代表肝脏正常，例如肝硬化患者中就有 25% 的人呈现正常的 AST，有 50% 的人呈现正常的 ALT。所以说肝功能检查显示数值异常时，其原因并不只是肝脏疾病，非肝脏疾病也可出现不正常的肝功能数据，一定要将肝功能检查结果与患者的临床症状配合起来判断，才可作出精确的诊断及治疗。

时高时低长期波动怎么办?

当 ALT 升高时，湿热的表现通常比较明显，常用药如连翘、贯众、虎杖、茵陈、山栀子、银花、板蓝根等，即有清利湿热的效果。由于 ALT 升高也可能是瘀血内阻，致使细胞通透性增加，大量酶进入血液，所以遇到 ALT 长期不降者，配合一两味活血药后往往可以收效，如丹参、赤芍、桃仁、红花、莪术等即可增加肝血流量，使肝细胞得到充足的营养，恢复肝细胞的代偿功能，使变质的肝细胞恢复正常，促进肝细胞对坏死区进行完全性再生而修复，消退炎症渗出浸润，去瘀生新。

至于ALT时高时低、长期波动者，多为湿热残留未清，邪虽不盛，但正气已虚，无力祛邪，此时当以扶正为主，兼顾祛邪。扶正滋补法主要包括健脾、养肝、滋肾，常用药有黄芪、党参、白术、山药、黄精、扁豆、茯苓、白芍、生地、沙参、麦冬、石斛、山萸肉、五味子、枸杞、女贞子等。但是滋补药若用量过大或时间过长，其提升免疫细胞的作用易与病毒对抗，在排病毒的过程中也可引起ALT升高，故必须注意清补相结合。

生活宜规律，饮食要忌口

肝功能异常患者宜保持规律生活，不可熬夜或过度劳累，尽量吃新鲜现煮食物，避免食用加工品，如泡面、罐头、腌渍食品以及肉干、肉松等。此外，应严禁烟酒，不乱服偏方，并定期接受肝功能、血清甲胎蛋白及超声等检查，唯有如此，慢性肝炎才不会一直朝着肝硬化、肝癌的方向发展。

中医依个人体质开方治肝病

肝脏重约 1.5 千克，位于右横膈下方，具有网状内皮细胞，可将有毒物质从血液中移除，所以无论是体内自产还是体外来的毒物，都需经由肝脏代谢。而肝脏总是任劳任怨，其耐受性远超过其他器官，所以一旦发现异常，往往已难以收拾。

体质不同，治方各异

中医讲究因病施治，以不同体质给予不同方药为基本治则，绝非一个方子可以治疗所有肝炎患者，也非一个方子可以一路吃到底。在辨证论治的基础上，一般急性期而湿热偏重者，可以龙胆泻肝汤合知柏地黄丸加减治疗，肝郁气滞明显者则以四逆散为主方来疏肝理气，肝热脾虚者则以加味逍遥散加减治疗。若病程很久，表现为肝肾阴虚者，则以一贯煎合六味地黄丸加减治疗。

肝炎、肝硬化的临床症状与体征都相当多样，治疗时除了参考检验数据外，最重要的还是依患者的体质与出现的症状辨证论治，这样才能药达病所，改善症状。以下即以出现的症状为例说明治则。

发热

若发热伴有怕冷、肢体酸痛，表示病邪还在表层，自当祛风解表。有些肝炎患者低热不退、胃胀、恶心吃不下，表示中焦有湿热，可以甘露消毒丹加减治疗；还有少数患病已久的慢性肝炎、肝硬化患者，发热总是在午后，容易口干、手心脚心热，人变得消瘦憔悴，那是阴虚发热，该以一贯煎加减来处理。

疲劳无力

当我们觉得疲劳乏力，整天想睡、提不起劲时，必然会想到肝是不是出了问题。这是因为罹患肝炎、肝硬化时，体内的糖代谢紊乱，乳酸转化为肝糖原的速度减缓，以致能量来源不足，加上胆盐潴留，影响神经与肌肉结合处的生理功能，甚至维生素 E 缺乏也会让人觉得极度疲倦。就中医临床而言，肝病患者感觉疲劳，多半是"湿浊"停留体内造成的，但湿邪也容易兼夹其他病邪，若体质偏寒则用藿香正气散，偏热可用龙胆泻肝汤。另外有少部分病程较久的，可能是"气虚"引起，这时更需注意辨证，否则容易误治。

消化道症状

肝脏生理代谢障碍、胆汁分泌失常或门静脉血流阻滞，都会使肝病患者出现消化道症状。最常见的如食欲减退，特别是怕吃油腻食物，较严重的还会恶心呕吐，长期腹胀，尤其是吃完东西后更不舒服。中医认为这类症状也是"湿浊"停留中焦作祟所致。此外，还要注意"肝气"问题，依照五行生克道理，木会克土，而肝胆属木，脾胃属土，当肝胆受邪，肝气横逆即会克土，影响脾胃运化功能，这叫肝胃不和，可用四逆散或柴胡疏肝散加减治疗。

黄疸

由于肝细胞损伤，影响胆红素的转换及排泄，或毛细胆管破裂，使胆红素回流入血液循环，从而造成黄疸。古人认为黄疸与"湿"

最有关系，并将其分为阳黄与阴黄，阳黄属实证，可用茵陈蒿汤治疗；阴黄属虚证，可用茵陈术附汤①治疗。

肝掌及蜘蛛痣

肝掌及蜘蛛痣可能是由肝功能障碍，雌性激素不能正常破坏而堆积，使局部毛细血管扩张所致。肝掌是指手掌的大鱼际、小鱼际及手指掌面呈鲜红色，手指基底部则见红色斑点或斑块，加压后可变为苍白色。蜘蛛痣形态多为中心小动脉放射出许多细小血管，状似蜘蛛，用手压迫后则消失，放手则又恢复，多发于面、颈、胸、臂、背及手部。清代医家唐容川所著的《血证论》曾提到："血臌之证，胁满小腹胀，满身上有血丝缕，烦躁漱水，小便赤，大便黑，腹上青筋是也。"其描述很像肝硬化、肝癌患者的症状，其中的血丝缕可能就是蜘蛛痣，足见这种问题应配合活血化瘀的方法来治疗。

水肿及腹水

白蛋白减少、醛固酮增加、钠潴留均可能造成水肿，而肝门静脉高压更促进腹水的形成。水肿或腹水表示肝病已较严重。中医认为肝肾同源，久病及肾；还认为肝病及脾，将土不制水，因此对于水肿及腹水的治疗，除了治肝之外还要注意脾、肾的问题，这是较为复杂和棘手的。

此外，若验血及超声检查发现胆红素偏高，则加入郁金、茵陈、山栀、金钱草等药；AST、ALT偏高者则加入丹参、赤芍或败酱草、

---

① 茵陈术附汤：中医方剂名，适宜阴黄身冷、脉沉细、身如熏黄、小便自利者，由茵陈、白术、附子、干姜、甘草、肉桂组成。

板蓝根等药；至于超声检查发现脾肿大者，可加入鳖甲、牡蛎、地鳖虫等药；若有脂肪肝，则加山楂、蒲黄、泽泻等药。

还可配合西医概念处方用药

治疗肝病除了用传统中医思维外，还可进一步配合现代医学概念施治，例如：

改变机体的反应性

特别是对于有过敏现象者，改变其全身反应性有助于改变肝细胞膜通透性，减少酶（ALT等）的释放，从而间接达到降低肝功能指数的目的。能抑制反应性炎症、解除过敏状态的中草药有丹皮、三七、龙胆草、苦参等，这些药本身有清热解毒、活血化瘀作用。

调整肝细胞的酸碱环境

因肝细胞周围的酸碱度越高，酶的释放就越多且快，故加用某些具有"酸味"的中药，可降低肝功能指数，但需经医师详细诊断后才能配用。如体质偏热者，可选用旱莲草、白芍、马齿苋等；有气血不畅者，可选用五味子、生山楂、木瓜等；对于脾肾偏虚者，可选用赤石脂、乌梅、山萸肉等。

提高细胞免疫功能

七成以上的慢性肝病患者细胞免疫功能低于正常，这些都可以用中草药改善：如黄芪、党参能增强网状内皮系统功能；茯苓、五味子、丹参、黄芩、红花等能增加T细胞的数量，提高T淋巴细胞的转化率。

调整患者的代谢机能

慢性肝病会造成肝实质性损害，导致糖、脂肪、蛋白质、内分泌激素等各种代谢紊乱，其中有些可使肝功能长期不正常，治疗这些代谢紊乱可用人参、三七提高白蛋白，用桃仁、红花、川芎等抑制球蛋白。

不能一味治肝，补肾也很重要

中医治疗肝病，除了希望控制好肝功能，让一些检验数据正常化，同时也重视改善症状与体质。由于人体的五脏六腑是一体的，会相互影响，必须彼此协调才能保持健康，有些肝病不易治好，是因为忽略其他体质的欠缺与失衡之故。

故一味治肝绝非上策。举例而言，有人肠胃功能不好，胃口欠佳，容易腹胀、恶心、拉肚子，就要从治脾下手。有人常常腰酸、眼睛干涩模糊、性能力减退，就要兼顾到治肾。患者除了注意肝功能检查外，还要随时注意自身的状况，适时与医师配合，把体质调理好，才能真正彻底地保肝护肝。

中医强调"肝肾同源"，在五行生克的原理中，水能生木，肾属水，肝属木，许多慢性肝病患者久病也会影响到肾，造成肝肾阴虚。所以"纵淫伤身"，若不懂得保养肾精，将会雪上加霜。临床上常有患者因为房事过度，损伤肾精，导致头晕腰酸、耳鸣失眠、心悸健忘、肝区疼痛、疲乏无力、食欲不振、失眠多梦等症状，这是同一个道理。对于这类患者，除了治疗肝病，还要调理肾脏，也就是说要肝肾同治才容易产生疗效。

还要懂得日常生活保健

慢性肝病无法很快治愈，因此应特别注意日常生活起居，以下六点可供患者参考：

（1）保持精神舒畅：古人认为"怒伤肝"，"怒则气上，思则气结，恐则气下，惊则气乱"。肝炎患者精神上的压力都很大，容易情绪紧张、忧郁发怒，这对病情的发展来说是一种恶性循环。

（2）保持充分休息：适当的卧床休息可以减轻肝脏负担，并能为肝脏输送更多的营养，从而促进肝细胞再生和肝功能恢复。如果活动过多，使大量的血液流向四肢，进入肝脏的血液就会相对减少；而且过度疲劳，体力消耗过多，胃肠消化吸收负担增加，肝脏的负担会也相应地加重。

（3）避免房事过度："色欲耗神"、"纵淫伤身"，古有明训。中医历来就强调房事不节是致病的重要因素。

（4）远离酒精危害：肝功能异常会使人体对酒精的代谢能力降低，而且酒精的代谢产物会进一步破坏肝细胞。中医认为酒生湿热，而肝病患者的体质常含有湿热的成分，因此酒对于肝病患者来说最是不利。

（5）严禁滥服药物：肝脏是药物代谢的主要器官，也最容易遭受药物的损害。因此，切勿轻信广告，乱服所谓的"保肝药"、秘方、偏方和不明成分的药物，否则反而增加肝脏的负担，造成不必要的伤害。

（6）及时就医诊治：肝病虽然目前尚无根治之道，但密切的追踪监控还是必须的。与医师密切配合，对于症状的改善与病情的控制都会有帮助。

更要懂得结合食疗保健

在急性发作期，可以用玉米须炖蚌肉、茵陈蛤蜊肉汤作食疗，慢性期可吃枸杞红枣煲鸡蛋。平时也可以青蒿、黄水茄煮水当茶喝。又如灵芝亦常用于保肝及提升人体免疫力，但其质量好坏相差悬殊，且有其特殊的适应条件，故需遵照医师指示服用。

慢性肝病虽然极为难缠，但只要注意平日的养生保健，不迷信偏方，并与医师密切配合，积极接受治疗，定期追踪检查，相信肝病患者也能过着正常人的生活，人生照样是彩色的。

保肝中药伤肾吗?

报载有人乱服保肝药导致全家洗肾，以前还有吃出尿毒症、膀胱癌的案例。事实上早在1993年，比利时的研究人员就曾在《柳叶刀》(*The Lancet*)医学杂志发表类似案例。文中描述一群年轻女性因服用含有中药的减肥药而引起肾脏纤维化，并很快演变成尿毒症。后来发现是中药广防已中含有马兜铃酸，过量服食可能引起肾衰竭，还可能致癌，为致病元凶。其他会影响肾脏功能的中药还有青木香、北马兜铃、关木通、天仙藤等，使用不当即可能引起中药肾病。

中药治肝还能顾肾

由此可知，少数中药可能具有肾毒性是多年前就知道的事，台湾地区的卫生单位及中医师公会也曾多次发函警告，相信中医师们早已熟知，如果还有不幸的案例发生，应是民众误信偏方的后果。只是，类似的报导一发布，就会造成肝病患者的担忧，长期服用中药的人更加恐慌，门诊常有患者询问究竟吃中药会不会伤肾，我虽然详加解释，他们还是半信半疑。

虽然中医的"肾"与西医的"肾"不尽相同，但仍要强调，传统中医有"肝肾同源"的道理，认为肝病日久，常会波及肾。因此，正确而全面的中医治疗不仅不会伤肾，还特别强调要照顾肾呢！

不必因马兜铃酸而因噎废食

　　事实上，传统常用来治疗肝病的方剂，如龙胆泻肝汤、大柴胡汤①、小柴胡汤、逍遥散、茵陈蒿汤、六味地黄丸等，其原始组成药物本来就不含广防己，所以民众不必有任何疑虑。龙胆泻肝汤虽然含有木通，但木通性味苦寒，难以下咽，比起黄连有过之而无不及，所以根本不可能重用、久用。所以只要经过中医师望闻问切所开出来的方药，对治疗肝病应有正面效益，肝病患者大可不必为了这个"马兜铃酸"而因噎废食。

　　临床上须因人、因时制宜，因患者体质的不同而处方用药，因病情病程改变、节气变化而加减药味，这就是传统中医辨证论治的精神。如果奢望成药、偏方、秘方可带来神奇的功效，不只是缘木求鱼，更可能加速肾脏病变。

---

① 大柴胡汤：中医方剂名，为表里双解剂，具有和解少阳、内泻热结之功效，由柴胡、黄芩、大黄、枳实、半夏、白芍、大枣、生姜组成。

烦躁易怒小心伤肝

每年一到闷热的夏天，新闻中就时常看到自杀、车祸及打架造成骨折、外伤的消息，因为盛夏溽暑天气炎热，易让人心浮气躁、动怒。所以天气热、火气大，真的会使人活得不耐"烦"。

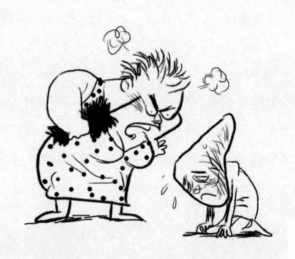

怒则气上，大怒伤肝

发怒是历代养生家之大忌，明代袁黄的《摄生三要·养气》说："气欲柔不欲强，欲顺不欲逆，欲定不欲乱，欲聚不欲散，故道家最忌嗔心。嗔心一发，则气强而不柔，逆而不顺，乱而不定，散而不聚矣。"现代医学研究也发现，不良的情绪压力和强烈的精神刺激会直接通过中枢神经系统，或间接经由内分泌系统影响免疫系统，继而诱发疾病。

无故性情急躁，容易发怒，不能自制，中医称为"善怒"，多半与"肝"有关。因为中医的肝除了与西医的肝一样有消化、代谢、解毒等功能外，还包含了一部分现代医学的精神、神经系统功能，亦即包括了调畅气机、调适情志的疏泄功能，难怪一般人管生气叫"动肝火"。人们生气时往往满脸通红、气急心跳，随即口干舌燥，这种"火气上冲"就是古人所说的"怒则气上"，其结果则是"大怒伤肝"。

因为人在生气时，可引起血压上升、交感神经兴奋，造成肝血窦的紧张加强，激素分泌及肝脏代谢增加，因此怒气会使肝脏功能受损。有的人还会在肝经的循行路线表现出症状，亦即在上腹部靠近肋骨下缘产生隐痛或胀痛，有的仅有胀感或沉闷，局部有压迫感，劳累、情绪波动或睡眠欠佳时就更严重。这种疼痛与不适可能发生于一侧，也可能两侧都有，要是只有右侧不舒服，患者有时会误以为得了肝病。

可用四逆散或柴胡疏肝散治疗

中医常用四逆散或柴胡疏肝散等疏肝理气药来治疗郁怒造成的胁肋疼痛。若有刺痛、刀割样疼痛，则需配合丹参、五灵脂等活血化瘀药。若常感口干口苦、心烦吃不下、恶心想吐、小便深黄色等火气大症状，可加入龙胆泻肝汤来清利肝胆湿热。

吃饱没，放屁了吗？

爱生气的人除了根深蒂固的习气，还有可能是身体不好，加上许多不如意之事的困扰。是否已经发怒伤肝，只要看胁肋是否时常疼痛即可。此处常痛表示怒气积存已久，是身体显露出来的一个警报。想摆脱坏脾气，必得身心合一，不仅要修身养性，还应去找医师诊治，好好调理一下。一旦脾气变好，周遭的人也可以感受得到，家庭生活必然和乐、温馨，人生必然自在圆满。

肝病患者夏日护肝四大原则

当气候渐渐炎热，若还不懂得保护肝脏，就会使病情恶化。这里提供一些对策给肝病老病号作参考。

节气改变，追踪检查

根据相关研究，乙型肝炎 e 抗原浓度在夏天相对偏高，可见乙肝病毒在夏天较为活跃，正如中医典籍《黄帝内经》所提出的"病在肝……起于春"的说法。况且，春夏季节气候潮湿炎热，更会加重肝病患者原有的"湿热"体质。根据统计，肝炎患者以每年的四月份至七月份最易发病。如果这个季节常感疲倦、口干口苦、胸胁闷痛、食欲不振、小便变深黄色时，就应特别注意，不可掉以轻心。

避免食用热性食物

台湾地处亚热带，四面环海，加上一般人嗜食瓜果饮料、辛辣烤炸食物，所以不少人有湿热体质。而许多肝病患者在发作时会合并有"湿"与"热"，也同时具有相关的症状。饮食若不小心，无异火上加油。

另外，众所周知的饮酒伤肝也是因为酒会加重湿热之故。可别以为啤酒在大热天喝可以消暑，啤酒虽然偏凉，但仍会加重"湿"的程度，不宜过量。

节制房事，保肝养肾

炎热的夏天常让人感觉烦热，甚至还会因失眠而耗损肾阴，因此应节制欲望，避免"纵淫伤身"。亦即治肝要同时调理肾脏，要肝肾同治才行。

配合医师，调理体质

中医治疗肝病要兼顾调理患者的体质，因为人的五脏六腑是一体的，会相互影响，必须彼此协调，才能保持健康。

肝病患者寒冬保肝备忘录

寒冬季节，寒流一波波来袭，正是大伙进补的好时候，肝病患者不论在饮食、生活还是治疗方面，都应戒慎戒惧，以下是我所拟的应对策略。

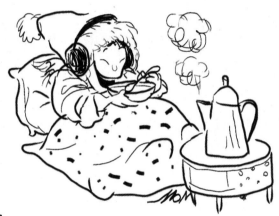

保养精神

依中医观点，晚上十一点至翌晨一点血行在胆，一点至三点血行在肝，古人也有"冬早卧晚起，必待日光，使志若伏"的说法，所以肝病患者在冬天宜早睡晚起，尽量在十一点前就寝。

劳逸适度

古人说："人卧则血归于肝。"依实验得知，体位由卧位改为立位，肝血流量就减少 20%～30%，故卧床有利于恢复肝功能。但冬季天冷，又是大吃大喝的季节，肝病患者宜尽早规划，要有定力才能保健康。

调节饮食

大部分肝炎患者都属于中医所说的湿热体质，而葱、韭、蒜、辣椒、麻辣火锅等辛辣食物，皆易助热生火，油腻食物皆易碍胃助湿，饮酒更容易助长湿热。至于麻油鸡、羊肉炉、姜母鸭，甚至四物汤、八珍汤、十全大补汤等冬令进补的药物、药膳，皆应列为禁忌。最近门诊遇到两位患者，原本病情十分稳定，但与家人一同进补之后，又开始出现恶心、胃口差、疲倦、口渴、小便黄等湿热症状，肝功能也有了些微的起伏，真所谓病从口入，岂可不慎！

谨慎用药

有一位慢性乙型肝炎患者突然急性发作，就急着服用了多种偏方、保肝丸等成药，结果病情未见改善，只好住院治疗，但经过 3 个多星期，肝功能指数 AST、ALT 反而上升至 1200 多，他很怕导致猛爆性肝炎，经人介绍来诊治。那几天虽然气候很冷，但经诊察后发现他仍属湿热体质，以前所服偏方根本不对症，所幸调治月余之后，临床症状大幅改善，肝功能也恢复正常。可见慢性肝病患者一旦身体不适，均应及早到医院检查，及时寻求医师诊断与处方，万万不可自作主张，误信偏方，延误病情。

慢性肝炎患者的饮食宜忌

▶ 医案选读

王先生罹患乙型肝炎多年，最近几个月的肝功能指数总是在200～300之间徘徊。居高不降的指数，一直是他挥之不去的阴霾，生怕有一天会变成肝硬化或肝癌。来诊时，自感疲倦嗜睡、头晕、胸闷、腹胀、食欲不振、小便深黄色，早上睡醒会口干口苦，刷牙就想吐，是典型的"湿热"证，于是处方甘露消毒丹加减。3周之后，诸症减轻，感觉十分舒服，迫不及待跑去检查，果然 ALT 降到 40，真是喜出望外。

但是好景不长，不久王先生又胸闷、胀气、吃不下、睡不好，诸症又起，一切好像回到了原点。原来他忍不住吃了一斤多的荔枝，至此可谓前功尽弃，一切又得从头开始。其实每年夏天，甜美多汁的荔枝都会惹祸，让不少肝炎患者吃足了苦头。

荔枝含有蔗糖、葡萄糖、蛋白质、维生素 C 等，中医认为其性温味甘、酸，入心、脾两经，有养心补脾、润肺止咳的功效。一般干品气性平和，不致助火生热，故食疗常用干品煮汤饮用。至于鲜品，果肉白润、细嫩香甜、清醇多汁，堪称美味，无奈因其性温，多食易致龈肿口痛，故体质偏热或阴虚火旺者不宜。而且荔枝一次吃太多，会引起恶心、无力、头晕等症，称为"荔枝病"。

除了荔枝，夏天盛产的热性水果如桂圆、芒果等，肝炎患者也当敬而远之。

慢性肝炎往往多年不愈，故对于日常饮食宜忌的认识就显得格外重要。

（1）均衡营养：一般以高热量、高蛋白质、高维生素、低脂肪为原则。发病初期以少油为主，糖量可适当增加，但不宜过多。恢复期可增加蛋白质食品，肥胖者需注意控制油脂和糖分的摄取。

（2）少食油腻：肝炎患者因胆汁分泌障碍，对油脂类及脂溶性维生素的吸收不良，所以不能过食油腻。

（3）少量多餐：肝炎患者消化吸收功能较弱，少量多餐可减轻腹胀、恶心等胃肠道症状，也可减低肝脏负担，有利于肝细胞恢复。

（4）严禁喝酒：肝功能异常会使人体对酒精的代谢能力降低，而且酒精的代谢产物会进一步破坏肝细胞，因此肝炎患者严禁喝酒。

（5）吃适宜的食物：清炖且易吸收的食品与新鲜蔬果比较适合肝病患者，如猪肚、瘦肉、蛤蜊、西红柿、莲藕、胡萝卜、青色叶菜类、牛奶、鸡蛋、木瓜、梨等。

（6）禁忌食物：不可食用油爆煎炸食物，如香肠、腊肉、油条、花生；易腐败之海产类，如虾、蟹等；刺激性饮料，如咖啡、可乐、浓茶等；化学合成物，如食品罐头等。

喝酒伤肝，人生变黑白

每年岁末年初的各项聚会，从尾牙、年终聚餐乃至春节宴饮，一场又一场的应酬、一杯接一杯的美酒下肚，虽然为过年增添了不少气氛，但相对地也给身体健康带来了威胁，不仅伤肝又伤身，还制造出许多意外事端。因此在喊"干杯"之前，最好三思。

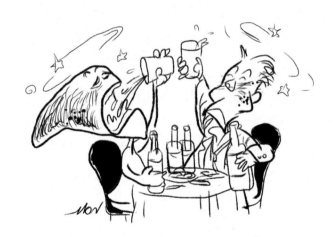

▷ 医案选读

我大七实习那年的冬天，天特别的冷。吃尾牙那天傍晚，我缩着身子到急诊室值班。一进大门，所见都是预料中的热闹景象。感冒的、肺气肿的、气喘的，咳嗽声四起；抱着头的、按着肚子的、皱缩着脸作痛苦状的……眼前的一切，让人心烦意乱。

吃饱没，放屁了吗？

再看看候诊区的长廊也好不到哪里去。一群人闹哄哄的，不晓得在谈论什么，有些人握着电话筒大声地嚷嚷着，比谁都要吵。尽管老练的护士出来制止，大家还是拉高嗓门，故意比大声。

半夜十一点多，外头救护车传来阵阵呼救声，里头不时传来患者凄厉的哀嚎声，夹杂着医护人员急促的脚步声。大伙如临大敌，开始了急诊室的"夜生活"。

放眼望去，急诊室里全是酒醉肇事的伤员，车祸的、干架的都有。约莫凌晨十二点，我负责处理一名被挡风玻璃割伤的醉汉，满脸鲜血、体无完肤。陪着进来的两名彪形大汉，嚼着槟榔，一看就知道绝非善类。

我赶紧给他清理伤口、消毒以及缝合。由于脸部必须用美容的细针、细线，格外伤神。整个过程，醉汉都呼呼大睡，就算不打麻药也不喊痛。只是那呼出来的酒味臭气，熏得人头昏眼花，加上那两名左右护法，老是站在后头，我不免有些心烦意乱。

时间一分一秒地过去，两名大汉撑不住了，只好到外头的长椅上打盹。剩下我顶着厚重眼皮，继续奋战。或许是怕我撑不下去会趴在醉汉的身旁睡着，偶尔会有实习的小护士跑过来提振士气，聊聊天。她们取笑我是"衰尾道人"，才会把急诊室搞得鸡犬不宁。不过，我倒认为这是大家的"共业"。

醉汉一直等到缝合完毕才清醒，那时已是清晨四点钟。细数一整夜的成果，不多不少，刚好缝了60针。大功告成后，我拖着疲惫的身躯走回值班室，却怎么也睡不着了。

大清早交班后走出急诊室，天空依然披着蒙蒙的灰衣，遮住阳光的笑颜。北风在街道间飒飒独吟，偶尔可见行人的衣摆随风乱舞。身心俱疲的我不禁想问："你们为什么要喝这么多？"

肝病与喝进体内的酒精量有关

肝病的形成与酒的种类无关，而与酒精含量的多少有关。一般男性每日摄取的酒精量只要在 60～80 克（约两瓶半啤酒或三分之二瓶米酒，五分之四瓶红露、花雕、绍兴，半瓶白兰地或威士忌），女性只要 40 克，连续 10 年，即可能产生严重的酒精性肝病。

女性由于体型较小，脂肪含量高，喝相同量的酒，其血液中酒精浓度即高于男性。由于受到激素的影响，胃排空时间延长，酒在胃中停留时间加长，酒精的吸收也就增加。女性甚至在停止喝酒后也容易由酒精性肝炎变成肝硬化，因此女性饮酒宜三思。

由于 90%～95% 的酒精由肝脏代谢，1%～3% 由肺排出，1% 由小便排出，因此酒精对肝脏的伤害最大。酒精引起肝脏病变的原因，一方面与营养不良有关，一方面则与酒精代谢衍生物的毒性有关。酗酒者经常只顾喝酒而忽略了摄取食物，导致蛋白质、维生素 B_1、维生素 B_6、维生素 B_{12} 及叶酸的缺乏，营养缺乏就可能影响肝细胞对各种酶的代谢活性，使肝细胞无法修复。

酒精性肝病包括酒精性脂肪肝、酒精性肝炎及肝硬化。约有九成长期饮酒的人会有脂肪肝，因为酒精自胃肠道吸收后进入肝脏，在代谢过程中，会相对地减少肝脏对脂肪酸的利用，造成过多的甘油三酯堆积于肝细胞中，形成油泡，当肝内油脂的重量超过肝重的5%以上时，即为脂肪肝。

较严重的酒精性肝病患者可能产生黄疸、腹痛、腹水、水肿及凝血功能异常的出血倾向，一旦进入肝硬化，则变得很难治疗，不仅肝脏日渐缩小，还可并发食管静脉瘤出血、肝昏迷甚至肝癌。

睡前小酌并不助睡眠

很多人以为睡前小酌一下，有助于一夜好眠，其实不然。一般人喝酒后，睡眠效率变差，如果喝得烂醉，初期会进入深睡期，但到了后半夜，酒精开始作用，即产生失眠症状。美国佛罗里达大学的科学家试验发现，睡前饮酒还会扰乱睡眠中的呼吸，出现肺部换气功能失常，这种现象有时可以持续到次日晚间。长期饮酒还会损害脑细胞，使记忆力减退，对神经衰弱的人更是不利。所以，如果想拥有优质的睡眠、清晰的头脑，酒还是少喝为妙。也有人尝试以酒来自我疗伤，认为酒是很好的解愁之药，因为喝酒后感觉会比较迟钝，不再那么痛苦，然而酒精退去后却往往更为难过，难怪古人要说"借酒浇愁愁更愁"。

饮酒会激活某些致癌物质

除了脑神经，酒精还能伤害人体的肝脏、心血管、胰脏以及造血、生殖、骨骼肌肉系统等，甚至诱发癌症。由于酒含有多环烃和亚硝基胺等致癌物，这些物质具有亲电子特性，可直接作用于 DNA，使细胞基因发生突变。长期饮酒可使肝脏及其他组织中微粒体酶增加，从而激活某些致癌物质。另外，长期饮酒可引起营养缺乏及维生素、各种微量元素摄入不足，也会诱发癌症。

目前已经证实可能与饮酒有关的癌症有食管癌、直肠癌、胰腺癌、肝癌和肺癌等，再加上各种意外事件、家庭悲剧，酒真可说是穿肠毒药。所以，嗜饮杯中物的人应及早悬崖勒马，才能享受彩色的人生。

饮酒会对人体造成广泛性伤害

少量饮酒有助于减少心血管疾病及缺血性脑血管疾病的发生，但过量的酒精却会对人体造成莫大的伤害。例如过量饮酒会减少人体对维生素 B_1、维生素 B_2、脂肪及氨基酸的吸收，造成矿物质如镁、锌、钾离子及叶酸的缺乏，引起血清内的磷酸盐等养分流失，甚至导致逆流性食管炎、消化性溃疡、急慢性胰脏炎、上消化道出血等胃肠道疾病，还可能引起后天性糖尿病、心肌纤维化、高尿酸血症、甘油三酯过高、股骨头坏死、神经病变、睾丸萎缩及阳萎。

酗酒成瘾会影响寿命

喝酒成瘾其实也与体质有关，一般有酒瘾家族史的小孩，长大后成为酒鬼的概率是常人的 4 倍；而在孩童时期有注意力障碍、易冲动、有反社会倾向者，长大后较常有饮酒问题；有焦虑、忧郁等神经质特质者亦是酒瘾的高危险人群。有的人先天具有"乙醛脱氢酶①"基因缺陷，几杯美酒下肚后，很容易因体内乙醛累积而出现脸红、心跳加速、呕吐等不适，反而不易上瘾。

和一般毒瘾一样，酒瘾患者在不喝酒时会产生戒断综合征，会有恶心、呕吐、心跳加快、出汗及血压升高等现象，甚至有些人会产生幻觉。酗酒或有酒瘾的人平均寿命很少超过 55 岁，这是因为许多酒瘾患者从 20～25 岁时就开始喝酒，喝到 40 岁左右，身体机能已江河日下，除了有酒精性肝病外，大脑中枢神经及其他脏腑也会受损。

元代医家忽思慧《饮膳正要》指出："酒味苦甘辛，大热有毒，少饮为佳，多饮伤形损寿，易人本性，其毒甚也。醉饮过度，丧生之源。"明代李时珍《本草纲目》说："过饮不节，杀人顷刻。"这些都在提醒人们，饮酒过多有致病和丧命的危险。

从中医角度来看，凡酒都含有湿性，浓度高的烈酒又同时兼具有热性，低浓度的啤酒则偏寒。由于酒的特殊属性，长期饮用当然会改变人的体质，其中最容易受损的脏腑，就是脾胃和肝脏。

中医解酒有妙方

中医古籍《兰室秘藏》记载的"葛花解醒汤"，便是最常用来治疗酒后伤身的名方，主治嗜酒中虚、湿伤脾胃，症见眩晕呕吐、

---

① 乙醛脱氢酶：醛脱氢酶的一种，负责催化乙醛氧化为乙酸的反应。肝中的乙醇脱氢酶负责将乙醇（酒的成分）氧化为乙醛，生成的乙醛作为底物进一步在乙醛脱氢酶催化下转变成无害的乙酸。

胸膈痞闷、食少体倦、小便不利。若含有热的特性，即成肝经湿热，患者会身热、口干口苦、胸口烦闷、恶心呕吐、食后腹胀、嗳气，或胁下胀满疼痛、大便或秘或溏、小便深黄色，甚至眼睛、身体出现黄疸，此时应改用龙胆泻肝汤加减来清热利湿。

再者，中医认为肝肾同源，当肝脏受损到一定程度时，可能累及肾，这就形成了肝肾阴虚，患者常面色晦暗、形体消瘦、精神萎靡，并有腰酸背痛、腹部膨胀、午后低热、口干咽燥、小便短赤、大便干结等症，有时会流鼻血、牙龈出血。抽血化验会发现肝功能明显异常、凝血时间延长，此时应以六味地黄丸或一贯煎合膈下逐瘀汤加减来滋养肝肾、活血利水，长期调理。

酗酒也有药可以治疗

至于酗酒的中医治疗，根据研究，中药"黄连解毒汤"对酒精依赖者因停酒而产生的神经兴奋状态有不错的疗效，对酒精性肝炎属热证者效果尤其显著。如果是酒精性肝硬化属虚证者，若脾胃气虚应用六君子汤、补中益气汤，若气血两虚则用十全大补汤，而柴胡汤等相关方剂则具有抗炎和免疫调节作用。这些方药只要通过中医辨证论治的方法适当运用，都可发挥一定的效果。

最后，要提醒喜欢饮酒的人，酒精在浓度约20%时最容易被吸收，也就是说像绍兴、花雕或米酒等酒类，吸收很快而且很容易醉。另外，若空腹喝酒，酒精的吸收更快，几乎百分之百吸收，因此最容易发生醉酒，同时伤肝，应该避免。春节期间，旅游外宿服用镇定剂、安眠药者以及痛风、糖尿病、怀孕者，都不宜喝酒，而且酒后不宜开车、吹风、洗冷水。唯有坚持不贪杯、不拼酒，小酌慢饮，才不会喝酒误大事，也才能拥有真正的健康。

小心误喝假酒

假酒因掺有工业酒精，故含有甲醇，人体只要服用微量就会出现头晕目眩、四肢无力、痉挛、昏迷等中毒现象，也可能造成视网膜病变、代谢性酸中毒，甚至可引起心肌抑制、休克而因此丧命。

由于假酒和真酒无法用肉眼辨别，为了安全起见，最好还是不要贪小便宜购买廉价、来路不明的私酒，因为私酒不只逃税漏税，而且缺乏管理，没有保障。

长肝斑不一定代表肝不好

肝斑也称为黄褐斑，好发于 25 ～ 30 岁生育年龄的妇女，主要长在两颊、额头、上唇等部位，色素边缘明显，呈淡褐色对称性分布，不痛不痒，也不会凸出皮肤表面。

爱美是女人的天性，一旦脸蛋被斑块盘踞，为了"面子"问题，患者会在患部涂上一层厚厚的粉底和遮瑕霜。

那么，肝斑是不是由肝不好引起的呢？其实这是望文生义所产生的误解。因为肝斑的颜色就像煮熟的猪肝，人们才形象地称其为肝斑。目前认为，基因、紫外线照射、女性激素分泌情况等都与肝斑的发生有密切的关系，其他如怀孕、长期服用避孕药或抗癫痫药物、使用化妆品、暴露在高温环境下等都会使肝斑恶化。

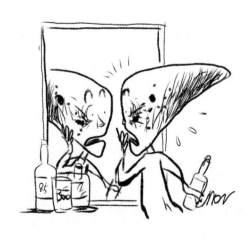

治疗要从肝、脾、肾着手

西医

西医常外用维 A 酸加上对苯二酚来治疗肝斑，但可能产生轻微的不适，如发红、脱屑及刺激感，所以通常会加点轻效的类固醇在里面。

中医

传统医学对于肝斑最早的记载在晋朝，历代使用的名词有"皯黯""面黑皯""面皯"等，一直到明朝的《外科正宗》才改称为"黧黑斑"。

中医认为肝斑与肝、脾、肾最有关连：

（1）肝气郁结：多因烦闷忧虑、易于动怒使面部的气血失衡而引起。肝斑多长在两颊、眼睛周围，另有胸胁闷胀不适、烦躁、嗳气等。女性患者还可能出现月经失调、经前斑色加深、乳房胀痛等症状，可用加味逍遥散加减来治疗。

（2）脾虚湿阻：多因过食油腻、辛辣食物而致消化吸收功能受阻，使气血循环不畅而引起。肝斑多长在鼻子两旁、前额、嘴巴周围，另有疲倦、食欲不振、腹部胀闷等不适。女性患者还可能出现清水样的白带，可用参苓白术散加减来治疗。

（3）肾阴亏损：多因过劳、熬夜、房事过度，使津液不足、虚火上升、肌肤失去滋养而引起。肝斑多长在鼻子周围，对称分布，斑色较深，另有腰酸、膝关节无力、手心脚心热等不适。女性患者还可能出现月经失调、不孕等症状，可用六味地黄丸加减来治疗。

此外,常用的美白外用中药,如珍珠粉、葛根、白芷、桃仁、茯苓,对于退斑也有一定的效果。

饮食宜清淡,防晒不可少

在预防方面,患者宜避免紧张压力,保持心情愉快。若到紫外线较强的地方,如海边、高山、雪地,别忘了使用防晒系数较高的乳液。饮食宜清淡,可多吃绿色蔬菜水果、谷麦类和富含纤维质的食物,至于胡萝卜、芹菜、薄荷、香菜、九层塔等,由于容易加速黑色素产生,应该少吃。

不管采用什么方法来治疗肝斑,都不能操之过急,因为退斑是很难立竿见影的。如果老是"见异思迁",急着尝试另一种疗法,那么想要肝斑消退,恐怕就很难了!

从古今观点论胆、识胆

到底什么是胆？为什么有的人一身是胆，有的人却是个胆小鬼？为何遇到恐怖的事会胆颤心惊？以下将从中、西医学的角度，分别来论胆识胆。

认识胆囊和胆汁

解剖学上，胆囊是一个有弹性的囊，和胆管系统相连，在非消化期间，由肝细胞不断分泌胆汁流入胆囊内储存（见下图）。胆囊可吸收胆汁中的水分和无机盐，而使胆汁浓缩 4～10 倍，从而增加了储存的效能。胆囊还有调节胆管内压力的作用，当胆总管的开口括约肌收缩，胆汁不能流入十二指肠时，胆囊的舒张便能调节胆道内压力，可避免损伤肝脏；反之，当胆囊收缩时，括约肌即舒张，肝胆汁和胆囊胆汁便可流入十二指肠。一般而言，在蛋白质分解产物、盐酸和脂肪等物质作用下，小肠上部的黏膜可生成胆囊收缩素，它通过血液循环兴奋胆囊平滑肌，引起胆囊的强烈收缩和括约肌的舒张，从而促进胆汁的排出。

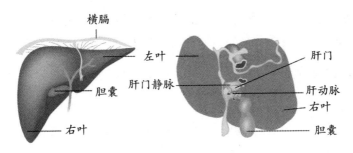

肝脏与胆囊的相关解剖构造

　　胆囊里面储存的胆汁,是一种浓稠而有苦味的液体。肝胆汁(即由肝脏分泌进入胆囊前的胆汁)呈金黄色或橘棕色,胆囊胆汁因在胆囊中被浓缩而颜色变深。胆汁的主要成分有胆盐、胆色素、胆固醇、脂肪酸、卵磷脂以及无机盐等,其中胆盐对脂肪的消化和吸收具有重要的作用,胆盐可减低脂肪的表面张力,使脂肪乳化成为微滴,分散于水溶液中,以增加脂肪与脂肪的接触面积,并能与脂肪酸结合形成水溶性复合物,以促进脂肪和脂溶性维生素 A、维生素 D、维生素 E、维生素 K 的吸收。

　　胆固醇则是肝脏脂肪的代谢产物,又是胆汁酸的前身,在正常情况下,胆盐和胆固醇在胆汁中的比例适当是维持胆固醇处于溶解状态的必要条件,当胆固醇生成过多或胆盐减少时,胆固醇则沉积下来,成为胆结石形成的原因之一。

胆识、大胆与胆确有关连

　　古人认为"胆与肝相连,附于肝之短叶间",互为表里,《东医宝鉴》说:"肝之余气,泄于胆,聚而成精。"足见传统医学的"胆"

与现代医学的胆，在解剖生理学的某种层次颇为相似。但除此之外，中医的"胆"却又涵盖了更为广泛的层面，在某种角度上，更能体现一般所谓的有胆、没胆等神经、精神方面的意义。

中医对于胆的主要见解

（1）与肝相合，为中精之府：《灵枢》称胆为"中精之府"，《难经》称其为"清净之府"，明朝张景岳则说："胆为中正之官，藏清净之液，故曰中清之腑。"中医所提的六腑为胆、胃、大肠、小肠、三焦、膀胱，只有胆装的是清净的胆液，其他的五腑装的都是"浊"的东西。而胆里面储存的精汁即是胆汁，来源于"肝之余气"，有促进食物消化的作用，这也说明了"与肝相合"的正确性。

若胆汁的储藏或排泄失常，则可影响消化或导致黄疸。由于胆汁味苦色黄，所以胆病常见胆火上逆的口苦、呕吐苦水以及胆汁外溢而面目以及全身发黄等症状。又因为胆的病理特点最容易产生上火有热的现象，故临床多见口苦、咽干、头晕、胁痛等症，这也与胆的经络循行路线有关。

《灵枢·胀论》中有"胆胀"的名称，是以胁下胀痛为主症，并有口中发苦以及常想叹息、吐大气等症状，这主要由脏腑功能失调、气不顺所造成，可用四逆散加味来治疗。

又如茵陈、郁金、金钱草等都有所谓的"利胆"作用，都可促进胆汁的分泌。其中，茵陈能使胆汁分泌亢进；郁金则能溶解胆固醇，促进胆汁分泌，并使胆囊收缩；金钱草能促进肝细胞分泌胆汁，使肝胆管内胆汁增多，内压增高，胆道括约肌松弛而利于胆汁排出。临床常用的胆道排石汤除了含有茵陈、郁金、金钱草外，还加入了生大黄、枳壳、木香等药物，即具有促进胆汁分泌和松弛胆道口括约肌的作用，从而产生冲洗结石、排出结石的效果。此外，若是胆火太旺，则可用龙胆草、栀子、青蒿等来清泻胆火。

（2）主决断：《素问·六节藏象论》说："胆者，中正之官，决断出焉……凡十一脏取决于胆也。"这里所说的胆，具有用精神意识判断事物、作出决断的能力，这属于思维的范畴，与西医的胆不同。因为胆依附于肝，互为表里，肝好比将军而主谋虑，但要作出决断，则有赖于胆，所以《素问·奇病论》说："夫肝者，中之将也，取决于胆。"胆的决断功能，对于防御和消除某些精神刺激的不良影响，主持和控制气血的正常运行，确保脏器之间的互相协调关系有着重要的作用。胆气豪壮果断的人，对剧烈的精神刺激影响程度不大，恢复也较快；胆气怯弱的人，往往会形成疾病。

所以临床上认为某些惊恐、失眠、多梦等精神情志的症状，是胆气虚所致。故《素问·奇病论》说："此人者，数谋虑不决，故胆虚气上溢，而口为之苦。"诸如精神官能症、忧郁症、精神分裂症、高血压等都可能出现胆虚症，均可以温胆汤加味来治疗，这也是中医"异病同治"的特点。

（3）分勇怯：对于勇敢的人，我们常说这人胆子大，对于怯懦的人，则说这人胆子小；描写一个人下决心时，常说将胆子一横。因此，中医所说的勇怯属于胆，已成为通俗而习惯的描述方法。《黄帝内经》中描述勇士与懦夫的区别，除了目光神气、三焦纹理的横或纵、肝的坚与缓、气的盈虚等以外，其主要判断在于"胆满""胆横"与否。反过来说，从其勇怯的不同表现，也就可以推论胆气的虚实，并施以适当的方药来加以治疗。

中医的胆涵盖面比西医广

经过以上的说明，不难了解中医所谓的胆与肝相合，为中精之府，和现代医学认为胆能储存和排泄胆汁以及促进食物的消化吸收，两者观点是一致的。至于主决断与勇怯，则属于思维、精神、情绪的层面，与西医的神经系统倒是比较相近，这正也反映出民间所谓"胆量"的说法。

毕竟，传统医学和中国自古以来承袭的观点，其联系是密不可分的。以上胆的相关介绍，也让我们理解到，中医的脏腑不能等同于西医的脏腑，因为中医所指的脏腑，除了包含西医的概念，常常还包括了更广的层面，绝对不能从字面上去解释，否则就失去了中医的精髓。

因此，西医对于胆病的治疗重点在于胆囊炎、胆结石、黄疸等方面。而中医对于胆病的治疗，除了有关胆囊本身病变的治疗之外，还包含神经衰弱、失眠、恐慌等精神、神经系统障碍，这就是中医独特的"壮胆"之法。

本书涉及的中医方剂、中成药及专业术语

A

安宫牛黄丸：中成药名，具有清热解毒、镇惊开窍之功效。

B

八珍汤：中医方剂名，为补益剂，具有益气补血之功效，由人参、白术、白茯苓、当归、川芎、白芍药、熟地黄、甘草组成。

半硫丸：中成药名，具有温肾通便之功效。

半夏泻心汤：中医方剂名，为和解剂，具有调和肝脾、寒热平调、消痞散结之功效，由半夏、黄连、黄芩、干姜、甘草、大枣、人参组成。

白头翁汤：中医方剂名，为清热剂，具有清热解毒、凉血止痢之功效，由白头翁、黄连、黄柏、秦皮组成。

保和丸：中成药名，为消食剂，具有消食、导滞、和胃之功效。

鳖甲煎丸：中成药名，具有活血化瘀、软坚散结之功效。

补中益气汤：中医方剂名，为补益剂，具有补中益气、升阳举陷之功效，由黄芪、白术、陈皮、升麻、柴胡、人参、甘草、当归组成。

吃饱没，放屁了吗？

C

柴芍六君子汤：中医方剂名，主治脾虚肝旺、风痰盛者，由人参、白术、茯苓、陈皮、半夏、甘草、柴胡、白芍、钓藤钩组成。

承气汤：中医方剂名，具有发汗、泻下、去脏毒之功效，由大黄、芒硝、豆豉、枳实、厚朴组成。

赤小豆当归散：中医方剂名，具有清热利湿、和营解毒之功效，由赤小豆、当归组成。

吹喉散：中医方剂名，具有清热解毒、利咽消肿之功效。

柴胡疏肝散：中医方剂名，为理气剂，具有疏肝理气、活血止痛之功效，由陈皮、柴胡、川芎、香附、枳壳、芍药、甘草组成。

D

大柴胡汤：中医方剂名，为表里双解剂，具有和解少阳、内泻热结之功效，由柴胡、黄芩、大黄、枳实、半夏、白芍、大枣、生姜组成。

大黄黄连泻心汤：中医方剂名，主治热痞、口渴。

大黄蛰虫丸：中成药名，具有活血破瘀、通经消癥之功效。

当归饮子：由当归、生地、白芍、川芎、何首乌、荆芥、防风、白蒺藜、黄芪、生甘草组成，适用于心血凝滞、内蕴风热、皮肤疮疖。

导赤散：中医方剂名，为清热剂，具有清脏腑热、清心养阴、利水通淋之功效，由木通、生地黄、生甘草梢、竹叶组成。

地榆槐角汤：中医方剂名，具有清肠凉血的功效，由地榆、槐角、白芍药、栀子、枳壳、黄芩、荆芥组成。

丁香散：中医方剂名，主治虚劳、冷气攻心腹疼痛，由丁香、当归、赤芍药、厚朴、青橘皮、木香、桂心、人参、桃仁、川椒组成。

F

附子理中汤：中医方剂名，主治五脏中寒、口噤、四肢强直、失音不语，由大附子、人参、干姜、甘草、白术组成。

G

甘露消毒丹：中医方剂名，为祛湿剂，具有利湿化浊、清热解毒之功效，由飞滑石、淡黄芩、绵茵陈、石菖蒲、川贝母、木通、藿香、连翘、白蔻仁、薄荷、射干组成。

甘露饮：中药制剂，以熟地黄、生地黄、甘草等为主要原料制成，主要用于治疗口臭喉疮、胸闷气短、大便不调、小便黄涩等症。组方不同，治疗侧重各异。

干地黄汤：主治肾虚多唾，由熟干地黄、鹿茸、巴戟天、枸杞子、丹参、五加皮、车前子、桂（去粗皮）、防风组成。

葛根黄芩黄连汤：中医方剂名，主治外感表证未解，热邪入里，身热，下利臭秽，肛门有灼热感，心下痞，胸脘烦热，喘而汗出，口干而渴，苔黄，脉数。由葛根、甘草、黄芩、黄连组成。

膈下逐瘀汤：中医方剂名，具有活血祛瘀、行气止痛之功效，由灵脂、当归、川芎、桃仁、丹皮、赤芍、乌药、玄胡索、甘草、香附、红花、枳壳组成。

H

黄芪建中汤：中医方剂名，具有温中补虚、缓急止痛之功效，由黄芪、桂枝、生姜、芍药、炙甘草、大枣、饴糖等组成。

黄芪汤：中医方剂名，主治气虚性便秘，大便并不硬，虽有便意，但排便困难，便后乏力，面白神疲，脉弱，由黄芪、麻仁、白蜜、陈皮组成。

厚朴温中汤：中医方剂名，为理气剂，具有温中行气、燥湿除满之功效，由厚朴、陈皮、甘草、茯苓、草豆蔻仁、木香、干姜组成。

藿香正气散：中医方剂名，为祛湿剂，具有解表化湿、理气和中之功效，由大腹皮、白芷、紫苏、茯苓、半夏曲、白术、陈皮、厚朴、苦桔梗、藿香、甘草组成。

J

加减：指中医治疗依据辩证选择相应的方剂，在基础方药上根据具体情况，适当加上或减少几味药来进行辨证施治。

加味：指在原方的基础上增加一些药物。

荆防败毒散：中医方剂名，具有发散风寒、解表祛湿之功效，由荆芥、防风、茯苓、独活、柴胡、前胡、川芎、枳壳、羌活、桔梗、薄荷、甘草等组成。

金匮肾气丸：中成药名，具有温补肾阳、化气行水之功效，用于肾虚水肿，腰膝酸软，小便不利，畏寒肢冷。

橘皮竹茹汤：中医方剂名，为理气剂，具有降逆止呃、益气清热之功效，由橘皮、竹茹、大枣、生姜、甘草、人参组成。

L

里急后重：医学术语，形容拉肚子时的一种症状。"里急"是指肚子里面的内急，一阵一阵的肠痉挛既疼痛又让人想大便；"后重"是指大便刺激肛门时产生的便意。实际上根本没有什么大便了，因为基本上都拉完了，即使拉出来也只是水样便或极少量的伴有脓血样的大便，但是病人一直有"里急后重"的感觉，老觉得想拉，就一直在厕所不敢出来。

理中汤：中医方剂，由人参、白术、炙甘草、干姜等组成，治疗脾胃虚寒证，自利不渴，呕吐腹痛，腹满不食等。

良附丸：中成药名，具有温胃理气之功效，用于寒凝气滞，脘痛吐酸，胸腹胀满。

凉膈散：中医方剂名，为清热剂，具有清热解毒、泻火解毒、清上泄下之功效，由芒硝、大黄、栀子、连翘、黄芩、甘草、薄荷、竹叶组成。

凉血通解汤：中医方剂名。

六君子汤：中医方剂名，具有益气健脾、燥湿化痰之功效，由人参、白术、茯苓、甘草、陈皮、半夏组成。

六磨汤：中医方剂名，有破气宽中通便之功效，由槟榔、沉香、木香、乌药、大黄、枳壳组成。

六味地黄汤：中医方剂名，具有滋阴补肾、抗衰老之功效，由熟地、山茱萸肉、丹皮、泽泻、山药、茯苓组成。

六味地黄丸：中成药名，为补益剂，具有滋阴补肾之功效。

龙胆泻肝汤：中医方剂名，为清热剂，具有清脏腑热、清泻肝胆实火、清利肝经湿热之功效，由龙胆草、栀子、黄芩、木通、泽泻、车前子、柴胡、甘草、当归、生地组成。

M

麻黄附子细辛汤：中医方剂名，为解表剂，具有扶正解表、温经解表之功效，由麻黄、附子、细辛组成。

麻子仁丸：中成药名，具有润肠泻热、行气通便之功效。

麦门冬汤：中医方剂名，为治燥剂，具有清养肺胃、降逆下气之功效，由麦门冬、半夏、人参、甘草、粳米、大枣组成。

Q

千金苇茎汤：中医方剂名，为清热剂，具有清脏腑热、清肺化痰、逐瘀排脓之功效，由苇茎、瓜瓣、薏苡仁、桃仁组成。

清胃散：中医方剂名，为清热剂，具有清脏腑热、清胃凉血之功效。由升麻、黄连、当归、生地、丹皮组成。

清胃汤：中医方剂名，主治脾胃积热，鼻中出血，右关脉数，由升麻、黄连、生地、山栀、甘草、干葛、石膏、犀角组成。

R

人参养荣汤：中医方剂名，主治脾肺气虚、荣血不足，由人参、白术、茯苓、甘草、陈皮、黄芪、当归、白芍、熟地黄、五味子、桂心、远志组成。

润肠丸：中成药名，具有润肠通便的作用，用于实热便秘。

S

三仁汤：中医方剂名，为祛湿剂，具有宣畅气机、清利湿热之功效，由杏仁、半夏、飞滑石、生薏苡仁、白通草、白蔻仁、竹叶、厚朴组成。

参苓白术散：中成药名，具有补脾胃、益肺气之功效，用于脾胃虚弱，食少便溏，气短咳嗽，肢倦乏力。

沙参麦冬饮：中医方剂名，具有甘寒生津，清养肺胃之功效，用于燥伤肺胃，津液亏损而见口渴咽干或干咳少痰，舌红少苔，脉细数者。

芍药汤：中医方剂名，为清热剂，具有清脏腑热、清热燥湿、调气和血之功效，由芍药、槟榔、大黄、黄芩、黄连、当归、官桂、甘草、木香组成。

神犀丹：中成药名，具有清热开窍、凉血解毒之功效。

失笑散：中医方剂名，为理血剂，具有活血祛瘀、散结止痛之功效，由五灵脂、蒲黄组成。

四君子汤：中医方剂学，为补益剂，具有补气、益气健脾之功效，由人参、白术、茯苓、甘草组成。

四逆散：中医方剂名，为和解剂，具有调和肝脾、透邪解郁、疏肝理脾之功效，由柴胡、芍药、枳实、甘草组成。

四神丸：中成药名，为固涩剂，具有温肾散寒、涩肠止泻之功效。

吃饱没，放屁了吗？

T

桃核承气汤：中医方剂名，为理血剂，具有逐瘀泻热之功效，由桃仁、大黄、桂枝、芒硝组成。

痛泻要方：中医方剂名，为和解剂，具有调和肝脾、补脾柔肝、祛湿止泻之功效，由陈皮、白术、白芍、防风组成。

W

王氏连朴饮：是治疗邪在气分、湿热并重、郁阻中焦的常用方，由厚朴、川连、石菖蒲、制半夏、香豉、焦栀、芦根组成。

外台茯苓饮：中医方剂名，具有消痰气、令能食之功效，由茯苓、人参、白术、生姜、枳实、橘皮组成。

温胆汤：中医方剂名，为祛痰剂，具有理气化痰、和胃利胆之功效，由半夏、竹茹、枳实、陈皮、甘草、茯苓组成。

胃苓汤：中医方剂名，具有安胃、利水、止泻、祛湿、和胃之功，由苍术、陈皮、厚朴、甘草、泽泻、猪苓、赤茯苓、白术、肉桂组成。

乌贝散：中成药名，为止血剂，具有制酸止痛、收敛止血之功效，用于肝胃不和所致的胃脘疼痛、泛吐酸水、嘈杂似饥。

乌梅丸：中成药名，具有缓肝调中、清上温下之功效。

五苓散：中医方剂名，为祛湿剂，具有温阳化气、利湿行水之功效，由泽泻、茯苓、猪苓、肉桂、白术组成。

五仁汤：中医方剂名，具有润肠通便之功效，由桃仁、杏仁、柏子仁、松子仁、郁子仁组成。

X

香砂六君子汤：中医方剂名，具有益气健脾、行气化痰之功效，由党参、白术、茯苓、半夏、陈皮、广木香、砂仁、炙甘草组成。

消风散：中医方剂名，为治风剂，具有疏风除湿、清热养血之功效，由当归、生地、防风、蝉蜕、知母、苦参、胡麻、荆芥、苍术、牛蒡子、石膏、甘草、木通组成。

逍遥散：中医方剂名，为和解剂，具有调和肝脾、疏肝解郁、养血健脾之功效，由柴胡、当归、芍药、薄荷、茯苓、生姜、大枣组成。

小柴胡汤：中医方剂名，为和解剂，具有和解少阳之功效，由柴胡、半夏、人参、甘草、黄芩、生姜、大枣组成。

泻白散：中医方剂名，为清热剂，具有清脏腑热、清泻肺热、止咳平喘之功效，由桑白皮、地骨皮、粳米、甘草组成。

辛夷清肺饮：中医方剂名，具有清肺通窍之功效，由辛夷、黄芩、山栀、麦门冬、百合、石膏、知母、甘草、枇杷叶、升麻组成。

旋覆代赭汤：中医方剂名，为理气剂，具有降逆化痰、益气和胃之功效，由旋覆花、半夏、甘草、人参、代赭石、生姜、大枣组成。

血府逐瘀汤：中医方剂名，为理血剂，具有活血化瘀、行气止痛之功效，由桃仁、红花、当归、生地黄、牛膝、川芎、桔梗、赤芍、枳壳、甘草、柴胡组成。

Y

一贯煎：中医方剂名，为补益剂，具有滋阴疏肝之功效，由北沙参、麦冬、当归、生地黄、枸杞子、川楝子组成。

异功散：中医方剂名，具有益气补中、理气健脾之功效，由人参、茯苓、白术、陈皮、甘草组成。

益胃汤：中医方剂名，为治燥剂，具有养阴益胃之功效，由沙参、麦冬、冰糖、细生地、玉竹组成。

茵陈蒿汤：中医方剂名，为祛湿剂，具有清热、利湿、退黄之功效，由茵陈、栀子、大黄组成。

茵陈术附汤：中医方剂名，适宜阴黄身冷、脉沉细、身如熏黄、小便自利者，由茵陈、白术、附子、干姜、甘草、肉桂组成。

Z

增液汤：中医方剂名，具有增液润燥之功效，由玄参、麦冬连心、细生地组成。

枳实导滞丸：中成药名，为消食剂，具有消积导滞、清利湿热之功效，由枳实（炒）、大黄、黄连（姜汁炙）、黄芩、六神曲（炒）、白术（炒）、茯苓、泽泻组成。

知柏地黄丸：中成药名，用于阴虚火旺，潮热盗汗，口干咽痛，耳鸣遗精，小便短赤。由知母、熟地黄、黄柏、山茱萸（制）、山药、牡丹皮、茯苓、泽泻组成。

猪苓汤：中医方剂名，为祛湿剂，具有利水、养阴、清热之功效。由猪苓、茯苓、泽泻、阿胶、滑石组成。

竹叶石膏汤：中医方剂名，为清热剂，具有清气分热、清热生津、益气和胃之功效，由竹叶、石膏、人参、麦冬、半夏、甘草、粳米组成。

紫宝丹：中成药名。

左金丸：中成药名，为清热剂，具有泻火、疏肝、和胃、止痛之功效。

滋水清肝饮：中医方剂名，具有滋阴养血、清热疏肝之功效，由熟地、当归身、白芍、枣仁、山萸肉、茯苓、山药、柴胡、山栀、丹皮、泽泻组成。